肿瘤发病学基础

宋伯根　裘　莹　徐晶莹　主编

同济大学 出版社

·上海·

内 容 提 要

本书概述了肿瘤病理基础,特别着重于肿瘤发病学的基础理论,基于肿瘤发病学各环节阐述了肿瘤的病因、发生与发病机制,尤其是结合分子生物学的发展阐述了肿瘤发病的分子病理学机制,概括总结了肿瘤发生的 "DDS" 模式,并针对肿瘤发病的各个环节阐述了肿瘤防治的对策。

本书可作为高等院校研究生参考教材,为临床医学专业的研究生,尤其是肿瘤专业的研究生,提供比较系统的肿瘤发病的基础理论,为医学临床和基础研究打下基础。

图书在版编目(CIP)数据

肿瘤发病学基础 / 宋伯根,裘莹,徐晶莹主编. —
上海:同济大学出版社,2023.11
    ISBN 978-7-5765-0926-7

Ⅰ. ①肿… Ⅱ. ①宋… ②裘… ③徐… Ⅲ. ①肿瘤学
－发病学 Ⅳ. ①R73

中国国家版本馆CIP数据核字(2023)第185068号

肿瘤发病学基础

宋伯根　裘　莹　徐晶莹　**主编**

出 品 人　金英伟　　责任编辑　朱润超　　责任校对　徐逢乔　　封面设计　陈益平

出版发行　同济大学出版社　　www.tongjipress.com.cn
　　　　　(地址:上海市四平路1239号　邮编:200092　电话:021-65985622)
经　　销　全国各地新华书店、网络书店
排版制作　南京展望文化发展有限公司
印　　刷　苏州市古得堡数码印刷有限公司
开　　本　787mm×1092mm　　1/16
印　　张　7.5
字　　数　187 000
版　　次　2023年11月第1版
印　　次　2023年11月第1次印刷
书　　号　ISBN 978-7-5765-0926-7

定　　价　59.00元

编 委 会

主　编　宋伯根　裘　莹　徐晶莹

副主编　姜文霞　任芳丽　徐晓娟

编　委　任芳丽　清华大学医学院
　　　　杜逸峰　同济大学医学院
　　　　宋伯根　同济大学医学院
　　　　张　丽　同济大学医学院
　　　　赵　燕　同济大学医学院
　　　　姜文霞　上海健康医学院
　　　　真智伟　同济大学医学院
　　　　徐晓娟　同济大学医学院
　　　　徐晶莹　同济大学医学院
　　　　裘　莹　清华大学医学院
　　　　魏　娟　同济大学医学院

前　言

　　肿瘤(tumor),尤其恶性肿瘤,是严重危害人类健康的疾病之一,是继心、脑血管疾病之后最常见的死亡原因。2020年全球约1 929万人罹患恶性肿瘤,约996万人死于恶性肿瘤。我国恶性肿瘤的发病率,在2020年为约286/10万(发病总人数457万),病死率为181/10万(病死总人数330万),并有继续上升的趋势。近年来,由于全球工业化带来的影响(如环境污染等),恶性肿瘤的发病率和病死率急剧上升,恶性肿瘤在城市已成为死亡率第一或第二位的疾病,在农村则上升到第二位。一般认为,肿瘤的发生和环境因素密切相关,80%的肿瘤是环境因素造成的,因此,可以说肿瘤是一种环境性疾病。在环境变恶劣的情况下,人群中每3个人就有1个人有患癌的风险,全球每天约有1万人被确诊为癌症(据2018年报告)。几乎每个人身边都有癌症患者,人们谈癌色变。人们也迫切希望了解肿瘤的发生、致癌因素等。

　　肿瘤的发生虽然与环境因素、生活习惯密切相关,但为什么大家都处在同一环境,却只有少数人患癌呢?因为肿瘤的发生还与人自身机体的抗肿瘤能力有关,肿瘤是在环境、生物、遗传等各种致癌因素多阶段、多因素、共同作用下发生的。在一些致癌因素的宣传中,有些片面夸大了环境因素的致癌作用,增加了人们对于不健康生活饮食结构和生活方式的恐惧心理,因此全面认识肿瘤的发病原因很重要。

　　目前,对于肿瘤发病学的研究,人类已经有了丰硕的成果。尤其在20世纪70年代,科研人员发现了与肿瘤发生密切相关的癌基因、抑癌基因。随着癌基因、抑癌基因的发现和肿瘤基因学说的提出,对于攻克肿瘤这一难题,人类仿佛看到了黎明前的曙光。然而,黎明尚未到来,因为肿瘤的发生不是单个癌基因的作用,而是多个癌基因与抑癌基因相互作用的结果。对于肿瘤发生机制的研究也是层出不穷,不断地推进。每当一个新的相关点被发现,就被认为阐明了肿瘤发生的根本机制,这样忽略了肿瘤发生各个环节的丝丝相扣,忽略了肿瘤的致病因素像串联起来的网络一样错综复杂。

本书编者均长期从事肿瘤发病学的研究生教学工作,编写时亦参考了其他学者对于肿瘤发病机制的研究成果,同时结合编者在胃癌发病学方面大量动物研究的体会,基于严谨的科学研究理论编写而成,较为全面系统地阐述了肿瘤发病机制。

本书可作为医学院研究生及医学规培生的教材,为便于医学生和广大读者的理解,编者根据肿瘤发生原理,编制了相关示意图,可供直观了解肿瘤的发生。

宋伯根

2021 年 3 月

目　录

第一章
概　述

第一节　肿瘤的概念

一、肿瘤的本质是细胞的异常增生

肿瘤是机体在各种致瘤因素作用下,在基因水平出现了异常,失去了对正常组织的生长和分化的调控,导致局部组织细胞异常增生形成的新生物(neoplasm),这种新生物常形成肿块。

致瘤因素主要是环境因素,也可以是遗传因素。在环境致瘤因素中,有化学、物理以及生物因素,其中又以化学因素最为常见,即生活中不断接触到的化学致癌物。

基因水平主要是指癌基因与抑癌基因。癌基因与抑癌基因是由生长因子和生长因子受体编码,细胞的增殖受其调控,同时增生的细胞能否分化成熟(成熟为与其起源组织相同的细胞),也受其调控。一旦这些基因的功能异常,即可导致细胞异常增生。

因此,肿瘤的增生或称肿瘤性增生主要表现为增殖和分化异常。一方面,这种增殖异常表现为机体失去对细胞正常生长的调控,其生长有相对自主性,即使病因消除仍持续生长,像一匹脱缰的野马。另一方面,这种肿瘤性增生不能分化成熟,与其起源的组织在形态结构、功能代谢和生物学行为等方面都表现不一样,具有质的改变。肿瘤增生表现的这两方面就是肿瘤的本质。综上所述,肿瘤的增生如图1-1所示。

二、肿瘤性增生与反应性增生

机体在生理或病理状态下,可以有反应性增生。如炎症和损伤修复常有组织细胞的增生,但这种增生属于正常的生理性细胞更新和机体对某种刺激或损伤反应,增生的组织保留正常的结构和功能(能分化成熟),一旦引起增生的因素消除,增生也就停止,即反应性增生。这种反应性增生与肿瘤性增生相比,二者有着本质上的区别(表1-1)。

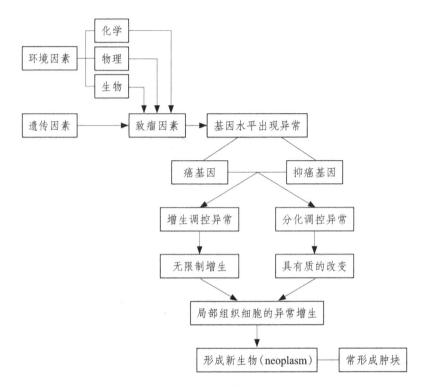

图1-1　肿瘤的增生

表1-1　反应性增生与肿瘤性增生的区别

特　性	反应性增生	肿瘤性增生
与机体的协调性	协调的、适应机体需要	不协调的、不适应机体需要
病理生理因素	生理性、病理性	仅是病理性
分化成熟能力	能分化成熟，与起源的正常组织一致	失去分化成熟的能力，与起源的组织不一致，具有质的改变
生长的调控	保持正常生长的调控，一旦病因消除，不再增生	失去正常生长的调控能力，一旦病因消除，还继续增生
克隆性增生	多克隆性增生	单克隆性增生

三、肿瘤分化异常在形态上的表现

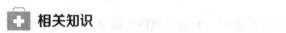 **相关知识**

　　分化的概念：从细胞生物学角度，分化是指非特化的早期胚胎细胞获得特化细胞（如心脏、肝脏或肌肉细胞）特性的过程。在这个转化过程中，显示细胞功能、代谢、形态的基因高度选择性地表达。从形态学讲，就是由幼稚细胞向成熟细胞转化的过程。

肿瘤分化异常在形态上的表现为不能分化成熟,无论组织结构还是细胞形态都和它所起源的组织有不同程度的差异,即异型性(atypia)。

1. 肿瘤异型性与分化的关系

分化越差,即分化越不成熟,则异型性越大,也与起源的组织在形态上差异越大;反之,分化越好,即分化越成熟,则异型性越小,与起源的组织越相似。

2. 肿瘤异型性与良、恶性肿瘤之间的关系

良性肿瘤在组织结构层面可以有轻度的异型性,而在细胞层面没有异型性,与起源的正常细胞一致,而恶性肿瘤在组织结构和细胞层面一般都有明显的异型性。肿瘤异型性的大小是诊断肿瘤,确定其良、恶性以及恶性程度的重要组织学(显微镜下病理诊断)依据。

肿瘤细胞的异型性是临床上脱落细胞学(如宫颈脱落细胞涂片、痰液脱落细胞涂片等)检查诊断肿瘤的依据,可以帮助筛选恶性肿瘤。

四、肿瘤分化异常在功能、代谢、细胞生物学行为方面的表现

肿瘤分化异常在功能、代谢、细胞生物学行为方面的表现也因分化不成熟或倒退分化,而通常表现出胚胎细胞的特点,肿瘤细胞类似胚胎细胞状态。

1. 功能、代谢

(1)肿瘤代谢重编程

肿瘤的代谢改变可以系统地称为"代谢重编程"(metabolic reprogramming)。主要有以下特征:① 葡萄糖与氨基酸摄取失控;② 营养获取途径存在投机性;③ 利用糖酵解合成生物大分子和还原性辅酶Ⅱ(nicotinamide adenine dinucleotide phosphate,NADPH);④ 氮源能量的需求增加;⑤ 代谢物驱动的基因表达失控;⑥ 代谢物与微环境(niche)存在相互作用。以上特性,可以独立或同时在某一肿瘤中呈现。

(2)酶谱改变

肿瘤组织酶活性改变是复杂的,总体趋势上,恶性肿瘤组织酶变化特征主要是趋向特殊功能的酶接近或者完全消失;仅保留与胚胎细胞相似基本酶谱,且不同组织来源的恶性肿瘤的酶活性都趋向一致。目前已有酶类作为诊断标志物,例如前列腺酸性磷酸酶(prostatic acid phosphatase,PAP)和神经元特异性烯醇化酶(neuron-specific enolase,NSE)。

(3)抗原标志物

随着肿瘤的发生发展,肿瘤细胞能够合成和释放不同抗原,可反映肿瘤的生长情况。最早发现的是一组与肿瘤细胞退分化相关的胚胎性抗原,如甲胎蛋白(α-fetoprotein,AFP)和癌胚抗原(carcino-embryonic antigen,CEA)。目前临床中常用的还有:糖蛋白抗原,如CA-199、CA-125、CA15-3、CA72-4、CA242等;蛋白质抗原,如β2-微球蛋白、组织多肽抗原(tissue polypeptide antigen,TPA)、Her2蛋白、前列腺特异性抗原(prostate specific antigen,PSA)等。

2. 细胞生物学行为

肿瘤组织不仅在生长代谢方面与胚胎组织相似,在细胞生物学行为方面也表现出胚胎

组织的一些特征。

（1）出现自主性细胞群（autonomous cells）

在细胞动力学方面，与宿主的正常细胞相比，肿瘤细胞与胚胎细胞都表现为生长速度明显加快，似乎在一定程度上不受宿主的控制。

（2）细胞发育呈分段式（stepwise fashion）

肿瘤细胞发育和胚胎细胞一样，细胞分裂与多化交替进行。

（3）具有移动能力（mobility）

肿瘤细胞具有移动能力，因而能浸润并转移到远离它们发源地的器官组织中（胚胎细胞也有移动能力）。

（4）血管形成（angiogenesis）

活跃生长的肿瘤细胞能刺激宿主的血管增生并形成营养肿瘤的血管，这一特征也是绒毛滋养细胞和一些胚胎细胞生长时所具有的特征。

（5）逃避免疫反应（immune escape）

肿瘤细胞与胚胎细胞相似，能逃避甚至抵抗宿主的攻击性免疫反应。

第二节　肿瘤的形态表现

肿瘤的大体形态与肿瘤组织的起源、发生部位、生长方式以及肿瘤的性质有关，对判断肿瘤的良、恶性有着一定的参考价值。

一、肿瘤的一般大体形态

1.肿瘤的形态

肿瘤的形态多种多样。外生性生长的肿瘤主要呈乳头状、息肉状，多向体表和黏膜表面生长，基底部连接有蒂或基底广阔；基底部连接有蒂常见于良性肿瘤，而基底广阔的息肉多见于恶性肿瘤（图1-2）。膨胀性生长的肿瘤多呈结节状、分叶状和囊状，边界清楚，有包膜，

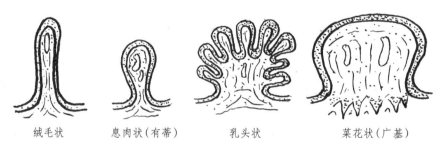

绒毛状　　　息肉状（有蒂）　　　乳头状　　　菜花状（广基）

图1-2　外生性生长的肿瘤
外生性生长的肿瘤形态常表现为绒毛状、息肉状、乳头状和菜花状

常为良性肿瘤(图1-3)。浸润性生长的肿瘤多呈蟹足状、弥漫浸润状和溃疡浸润状,边界不清,无包膜,常为恶性肿瘤(图1-4)。

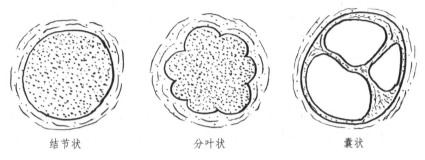

结节状　　　　　　　　分叶状　　　　　　　　囊状

图1-3　膨胀性生长的肿瘤

膨胀性生长的肿瘤形态常表现为结节状、分叶状和囊状

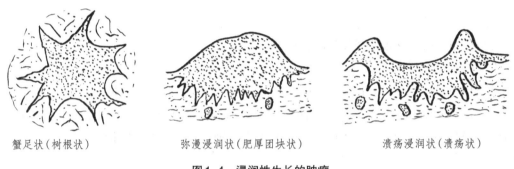

蟹足状(树根状)　　　弥漫浸润状(肥厚团块状)　　　溃疡浸润状(溃疡状)

图1-4　浸润性生长的肿瘤

浸润性生长的肿瘤的形态常表现为蟹足状(树根状)、弥漫浸润状(肥厚团块状)和溃疡浸润状(溃疡状)

2. 肿瘤的颜色和硬度

肿瘤多数呈灰白色,但因组织起源不同而有显著差别。如脂肪瘤呈现淡黄色,质地软;骨肿瘤则坚硬;纤维瘤和肌瘤多为灰白色,质地韧;黑色素瘤呈棕黑色;血管瘤呈紫红色。肿瘤继发性改变常伴有出血、坏死、囊性变、钙化和骨化,使肿瘤的颜色和硬度表现不同。良性肿瘤切面呈灰白色,质地韧,多数无坏死改变;恶性肿瘤常见凝固性坏死区,癌切面常呈粗糙颗粒状,质地硬;肉瘤切面常呈细腻鱼肉状,质地较软。

3. 肿瘤的数目和大小

肿瘤多为单发性,少数为多发性,如多发性子宫平滑肌瘤、多发性脂肪瘤、皮肤神经纤维瘤和家族性结肠腺瘤等,其数目可多至数百个(图1-5)。

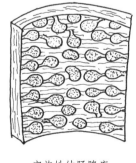

家族性结肠腺瘤

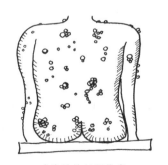

多发性神经纤维瘤

图1-5　多发性肿瘤

相关知识

　　多发性肿瘤（multiple tumor）的概念有时模糊不清，一般指同时患有性质相同数目多个的肿瘤，如神经纤维瘤、家族性结肠腺瘤等。与其说法相似的另一种概念：多发性恶性肿瘤（multiple primary malignant tumor, MPMT）的概念是指同一患者，同时或先后发生2种或者2种以上的原发性恶性肿瘤，如先后患有胃癌、膀胱癌。

　　肿瘤的体积大小不一，小者甚至在显微镜下才能发现，如甲状腺隐性癌（仅仅是一个腺管癌变，显微镜下才能发现）、微小胃癌（肿瘤的长径小于5 mm）等；大者可重达几十千克，如巨大卵巢囊腺瘤。

二、肿瘤的组织形态

　　1. 肿瘤的组织结构

　　肿瘤一般由实质和间质两部分组成。

　　（1）肿瘤的实质

　　肿瘤的实质是由肿瘤细胞构成的肿瘤主体，肿瘤实质的形态多种多样，认识肿瘤的实质形态对识别肿瘤的组织来源、肿瘤的分类、肿瘤的命名和肿瘤的组织学诊断十分重要，并且能够根据其分化成熟程度和异型性大小确定肿瘤的良恶性，以指导临床治疗和判断预后。

　　（2）肿瘤的间质

　　肿瘤的间质成分由瘤细胞间的结缔组织、血管和淋巴管组成，不具特异性，起着支持和营养肿瘤实质的作用，一般来说生长迅速的肿瘤，其间质血管较多而结缔组织较少，生长缓慢的肿瘤则间质血管较少。近来发现许多恶性肿瘤细胞可产生一种血管内皮生长因子（vascular endothelial growth factor, VEGF），可刺激肿瘤血管增生，促进肿瘤生长。除此以外，肿瘤组织内若有大量的胶原纤维增生，可以限制肿瘤细胞生长和阻碍细胞沿血管、淋巴管播散。肿瘤间质中若有较多的淋巴细胞［特别是T淋巴细胞（免疫杀伤细胞）］呈反应性增生，一般预后较好。

　　2. 肿瘤组织形态学的异型性表现

　　肿瘤的异型性可以表现为2个层面，即组织结构的层面和细胞形态的层面。

　　肿瘤组织结构异型性（architectural atypia）：肿瘤细胞形成的组织结构，在空间排列方式上与相应正常组织的差异（图1-6）。

　　肿瘤细胞异型性（cellular atypai）：肿瘤细胞的形态与它所起源的正常细胞形态的差异（图1-7）。

　　肿瘤细胞异型性可表现为：① 细胞体积异常，通常表现为体积增大，甚至出现瘤巨细胞，有些表现为原始的小细胞；② 肿瘤细胞的大小和形态很不一致且表现为多形性；③ 肿瘤细胞核的体积增大,核浆比例由正常的1∶4～1∶6变为1∶1;④ 核的多形性,出现巨核、双核、多核和奇异形核,导致核内DNA增多,使核染色加深;⑤ 核仁明显,体积增大,数目增多;⑥ 核分裂象(mitotic figure)增多,出现病理性核分裂象,如不对称核分裂、多极性核分裂,具有相应改变的分裂象分别称为不对称型、多极型和顿挫型分裂象(图1-8)。

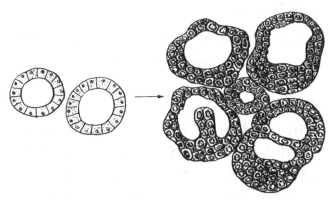

起源正常组织　　　　　　　　　　恶性肿瘤组织

图1-6　肿瘤组织结构异型性

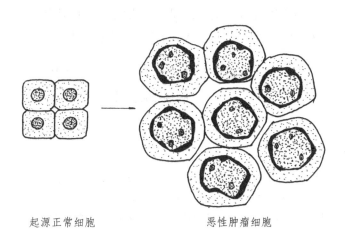

起源正常细胞　　　　　　　　　　恶性肿瘤细胞

图1-7　肿瘤细胞异型性

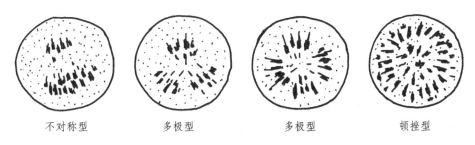

不对称型　　　　多极型　　　　多极型　　　　顿挫型

图1-8　肿瘤细胞病理性核分裂象

第三节　肿瘤的生长

一、肿瘤生长的细胞动力学

肿瘤的生长速度（rate of growth）取决于肿瘤生长的细胞动力，与肿瘤细胞的倍增时间（doubling time）、生长分数（growth fraction，GF）、肿瘤细胞的生成与丢失（tumor cells survive and perish）有关。

1. 肿瘤细胞的倍增时间

肿瘤细胞的倍增时间是指细胞分裂繁殖为2个子代细胞所需时间。但在观察中，通常是指肿瘤细胞数目或体积增加1倍所需要的时间。在肿瘤细胞培养时，通常是指肿瘤细胞数目增加1倍所需要的时间；在动物实验及临床观察时，通常是指肿瘤体积增加1倍所需要的时间，在这里的体积可以不是绝对体积，可以用肿瘤的长径 × 短径来代表肿瘤大小。

2. 肿瘤的生长分数

生长分数指处在增殖期的肿瘤细胞数占据肿瘤细胞总数的比例。增殖期细胞包括S期细胞（DNA合成期细胞）和G_2期细胞（DNA合成后期细胞）。生长分数公式如下：

$$生长分数（GF）= \frac{S期肿瘤细胞数 + G_2期肿瘤细胞数}{肿瘤细胞总数} \times 100\%。$$

➕ 相关知识

　　细胞周期（cell cycle）指细胞从一次分裂完成开始到下一次分裂结束经历的过程。处于增殖状态的细胞，不断分裂繁殖，每一次分裂繁殖的过程称为一个细胞周期，由G_1期（DNA合成前期）、S期（DNA合成期）、G_2期（DNA合成后期）以及M期（有丝分裂期）4个期组成。DNA的复制在S期，G_1期为S期做准备；DNA合成后的细胞分裂在M期，G_2期为M期做准备。在细胞周期以外的细胞不增殖，处在静止期，称为G_0期。

　　一个典型的肿瘤组织由3种细胞群构成：① 增殖细胞群——一直处于细胞周期中的细胞，表现为不间断地增殖。② 非增殖细胞群——暂时不增殖，包括所有延长G_1期或G_0期细胞（对肿瘤生长暂时没有直接影响，但是这种细胞保留增殖能力）。③ 不育细胞群 ——完全失去增殖能力，永远脱离细胞周期，不再增殖，不育细胞群趋于死亡。

　　从化疗角度而言，生长分数高的细胞较为敏感，第①种细胞符合这一特征，第②种细胞不敏感，而第③种细胞处于脱离细胞周期进入死亡的阶段（可能处于细胞周期的任何时相），对化疗的结局没有影响,但对于整个肿瘤组织的细胞群分析,仍占有一定体积,因此常常会混淆细胞动力学图像。

可见只有上述的第①种细胞群才能增加肿瘤细胞的数目。因此,GF也可以由下列公式表示:

$$GF = \frac{①}{①+②+③} \times 100\% 。$$

生长迅速的肿瘤的生长分数较高,接近于100%;生长较慢的肿瘤的生长分数较低,通常<50%;在肿瘤发生早期,肿瘤细胞群体处于增殖阶段,生长分数高;在晚期,随着肿瘤生长和肿瘤细胞不断分化而离开增殖阶段,甚至进入G_0期,生长分数较低。

3. 肿瘤细胞的生成(survive)与丢失(perish)

肿瘤细胞的生成与死亡丢失的比例是影响肿瘤生长速度的一个重要因素。在肿瘤生长过程中,由于机体对肿瘤的营养供应和机体抗肿瘤因素的影响,有些肿瘤细胞会死亡,只有当肿瘤细胞的生成数量大于丢失数量时,肿瘤才得以长大,且生长速度逐渐加快。

如果生成率(A)超过丢失率(D),即A>D,则肿瘤增大;A<D,则肿瘤缩小;A=D,肿瘤趋于稳定。

总之,肿瘤的生长速度快慢,取决于增殖比率大小、增殖周期长短和细胞丢失多少。可根据生长速度快慢将恶性肿瘤分为2大类:① 生长比较快的,如白血病、霍奇金淋巴瘤、绒毛膜癌、伯基特(Burkitt)淋巴瘤;② 生长比较慢的,如肺癌、乳腺癌、前列腺癌、肾脏肿瘤。

肿瘤的细胞动力学概念在肿瘤的化学治疗中有重要意义,目前几乎所有的化学抗肿瘤药物都是针对复制期的细胞。GF高的肿瘤(如恶性淋巴瘤)对于化疗特别敏感;GF低的实体瘤(如结肠癌)对于化疗出现相对耐药性。

基于肿瘤生长的细胞动力学机制,可先根据肿瘤细胞增长类型施行放疗或手术治疗,等残存的G_0期肿瘤细胞进入细胞周期后,再有针对性地进行化疗,以提高恶性肿瘤临床治疗的效果。

二、肿瘤的生长方式与肿瘤性质之间的关系

肿瘤的生长方式主要有3种:膨胀性生长(expansile growth)、外生性生长(exophytic growth)和浸润性生长(invasive growth)。

1. 膨胀性生长

实质器官的良性肿瘤常呈膨胀性生长,其生长缓慢,不侵犯周围组织,随着体积增大如膨胀的气球,推挤周围组织,但不侵入其内,与周围组织分界清楚,有包膜(capsule)。位于皮下的肿瘤触诊时,常常可以滑动,手术易摘除,不易复发(图1-9)。

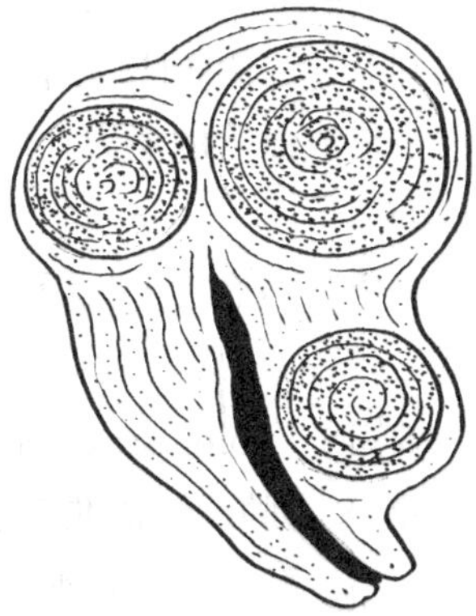

多发性子宫平滑肌瘤

图1-9 膨胀性生长模式

2.外生性生长

位于体表、体腔和管道器官（如胃肠道）腔面的肿瘤常呈外生性生长，向外突起，呈绒毛状、乳头状、息肉状、蕈状和菜花状。良、恶性肿瘤皆可呈这种外生性生长，只是恶性肿瘤在外生性生长的同时，基底部也向内呈现浸润性生长。在观察息肉状肿瘤时，要观察息肉的大小、数目和基底部的情况，并对其描述。良性肿瘤，息肉较小，基底部常有细细的蒂；而恶性肿瘤，息肉较大，基底部无蒂，是广基的（图1-10）。

3.浸润性生长

浸润性生长是恶性肿瘤主要的生长方式。瘤细胞像蟹足样广泛浸润周围组织、器官、血管及淋巴管，不活动，无包膜，与周围组织分界不清，是造成手术切除困难及术后复发的主要原因（图1-11）。

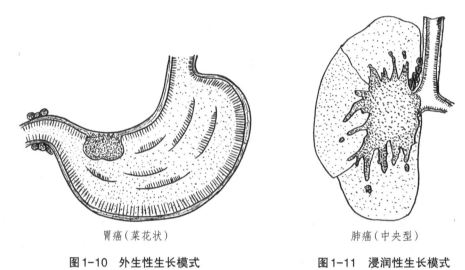

胃癌（菜花状）　　　　　　　　　　　　　　肺癌（中央型）

图1-10　外生性生长模式　　　　　　　　图1-11　浸润性生长模式

三、肿瘤的生长与肿瘤的血管形成

在肿瘤生长过程中，当肿瘤的长径达到2 mm或肿瘤的厚度达到2 mm（肿瘤细胞的数目达到$10^7 \sim 10^8$）时，肿瘤若再要生长，必须诱导宿主形成血管给它提供营养。肿瘤具有诱导宿主形成血管的能力。研究发现，肿瘤的血管形成与一般的反应性增生的血管形成是不一样的。

由肿瘤血管生长因子（tumor angiogenesis factor, TAF）刺激毛细血管内皮细胞增殖、出芽生长，形成肿瘤血管。其中最具特征性的血管生长因子是由肿瘤细胞产生的成纤维细胞生长因子（fibroblastic gorwth factor, FGF）和VEGF，新生的毛细血管既为肿瘤的生长提供了营养，又为肿瘤转移准备了条件。

另一方面，肿瘤细胞本身可以形成类似发育期中胚层血岛（blood island）的细胞群，分化形成类似血管、具有基底膜的小管，且可以与血管交通，这一过程称为肿瘤血管发生（vasculogenesis）。

当肿瘤长到一定大小时,肿瘤中央发生坏死是必然的。因此,在肿瘤病理检查的取材、肿瘤细胞培养及裸鼠实体瘤移植的取材时,尽可能不要取肿瘤中间的组织,而是取肿瘤周边的组织(图1-12)。

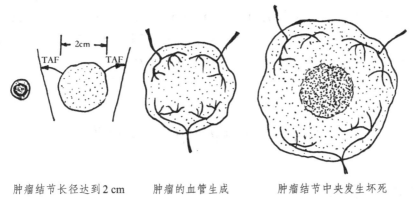

肿瘤结节长径达到2 cm　　肿瘤的血管生成　　肿瘤结节中央发生坏死

图1-12　肿瘤的生长与肿瘤血管形成

四、肿瘤生长的异质性和肿瘤的演进

肿瘤在生长过程中,会受到机体阻抑机制的阻抑,为了逃避机体的阻抑,肿瘤细胞会实现附加突变,由肿瘤细胞的单克隆性增殖出现新的"亚克隆"(图1-13)。这时,肿瘤细胞群不再是由一群完全一样的肿瘤细胞组成,而是由一群异质性的肿瘤细胞组成。

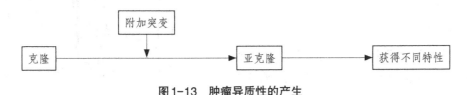

图1-13　肿瘤异质性的产生

肿瘤异质性(tumor heterogeneity)是指:肿瘤在生长过程中,经过多次分裂增殖,其子细胞呈现出分子生物学或基因方面的改变,从而使肿瘤细胞在生长速度、侵袭能力、对生长信号的反应、对抗癌药物的敏感性等方面表现出差异。这些差异如:需要较多生长因子的亚克隆在生长因子较少的情况下不能生长,而需较少生长因子的亚克隆在生长因子较少的情况下即可生长;抗原性高的亚克隆,会被机体的免疫杀伤反应灭活,抗原性低的亚克隆,能够躲过免疫监视。

这种附加突变使肿瘤在生长过程中能保留那些适应生长浸润和转移的亚克隆,这种肿瘤的异质性使肿瘤得以演进。

➕ **相关知识**

肿瘤的演进(progression)即肿瘤在生长过程中,变得越来越富有侵袭性的现象,包括生长加快、浸润周围组织和远处转移。肿瘤的演进是通过肿瘤的附加突变,即肿瘤异质性的增加来实现的。

五、肿瘤生长的始动细胞

在肿瘤生长过程中,由少数具有自我更新(self-renewal)能力的细胞来维持肿瘤的生长,这种细胞被称为肿瘤始动细胞(tumor initiating cell, TIC)或肿瘤干细胞(tumor stem cell)。近年来,在对白血病、乳腺癌、胶质瘤等肿瘤的研究中证实,这种肿瘤始动细胞与肿瘤的复发密切相关。这对于肿瘤治疗新方法的探索具有重大意义。

第四节　肿瘤的扩散与复发

一、肿瘤的扩散方式

良性肿瘤仅在原发部位生长、增大,而恶性肿瘤呈现浸润性生长,可通过各种途径扩散到身体其他部位,其扩散方式分直接蔓延和转移两种。

1. 直接蔓延

肿瘤细胞沿组织间隙或神经束衣侵入并破坏邻近的正常组织和器官,称为直接蔓延,如晚期子宫颈癌可蔓延到邻近的直肠和膀胱(图1-14)。

2. 转移

恶性肿瘤细胞从原发部位侵入淋巴管、血管或体腔,迁徙到他处而继续生长,形成与原发瘤同样组织学类型的肿瘤,此过程称为转移(metastasis),新形成的肿瘤称为转移癌。常见的转移途径有以下几种。

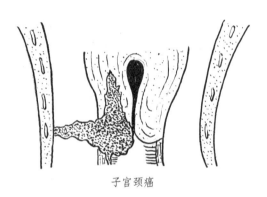

子宫颈癌

图1-14　肿瘤直接蔓延

(1)淋巴道转移

淋巴道转移是癌常见的转移途径。癌细胞侵入淋巴管,首先到达局部第一站淋巴结,又称前哨淋巴结(sentinel lymph node, SLN),如乳腺癌第一站首先转移到同侧腋窝淋巴结,进一步转移到第二、第三站淋巴结(锁骨上、颈部),最后可经胸导管进入血液再继发血道转移。

(2)血道转移

血道转移是肉瘤常见的转移途径。肉瘤间质血管丰富,瘤细胞连接松散,故瘤细胞易侵入小静脉管,少数也可经淋巴管进入血液,以瘤栓形式运行,栓塞于其他部位的血管,并继续生长,形成转移癌,如发生于肢体的骨肉瘤、恶性纤维组织细胞癌,可侵入局部静脉,经右心进入肺动脉,栓塞于肺,在肺内形成转移癌。癌症晚期,如胃肠道癌可侵入门静脉,在肝内形成转移瘤;肺癌细胞侵入肺静脉,可经左心随主动脉血液转移到全身各器官,如脑、骨、肾及肾上腺等处。转移灶常呈现多发性,圆形结节状,有利于临床医生区别原发病灶和转移病灶。

转移病灶与原发病灶大体有以下区别:原发病灶通常为单个,转移病灶通常表现为多个、球形、边界较清楚、瘤结节大小较一致(图1-15)。

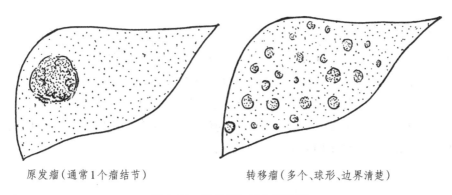

原发瘤(通常1个瘤结节)　　　　　转移瘤(多个、球形、边界清楚)

图1-15 转移瘤与原发瘤区别

(3)种植性转移

种植性转移是体腔内肿瘤转移的常见途径。如胃癌、肝癌和肺癌等,癌细胞穿破器官的被膜,脱落种植在体腔的胸膜、腹膜和各脏器的表面,这种转移方式称为种植性转移。由于瘤细胞损害并阻塞了浆膜下的淋巴管和血管,引起胸腔、腹腔的血性积液,常作为临床判断恶性肿瘤的重要指标,通过抽取积液作细胞学检查常可查见癌细胞。

二、肿瘤的复发

肿瘤的复发是指恶性肿瘤经过正规治疗,获得一段消退期或缓解期后又重新出现同样的肿瘤,如:胃癌术后,吻合口复发;软组织肉瘤术后,局部复发;淋巴瘤化疗消失后,局部再复发。引起复发的原因是多方面的,主要与手术切除不净、切口种植和隐性转移灶的存在等有关。

第五节　肿瘤的分级和分期

肿瘤的分级(grading)和分期(staging),对评价恶性肿瘤的恶性程度、判断肿瘤的进展阶段、决定临床治疗方案和估计预后皆有重要意义。

一、肿瘤的分级

肿瘤的分级多采用简明的三级分法。病理学上,根据恶性肿瘤的分化程度、异型性、核分裂象的数目等对肿瘤进行分级。

　　Ⅰ级：高分化，恶性程度低；

　　Ⅱ级：中分化，恶性程度中等；

　　Ⅲ级：低分化和未分化，恶性程度高。

二、肿瘤的分期

　　肿瘤的分期是指恶性肿瘤的生长范围和播散速度。主要根据肿瘤大小、浸润深度和范围，以及是否累及邻近器官、有无淋巴结和血行转移等来确定肿瘤发展的早、中、晚阶段。目前较多使用国际抗癌协会制定的T、N、M分期法（T代表原发病灶浸润深度或肿瘤大小，N代表淋巴结转移，M代表远处转移），以乳腺癌为例，如肿瘤长径小于2 cm，无淋巴结、血行转移为$T_1N_0M_0$，属临床早期（Ⅰ期），依此类推（图1-16）。

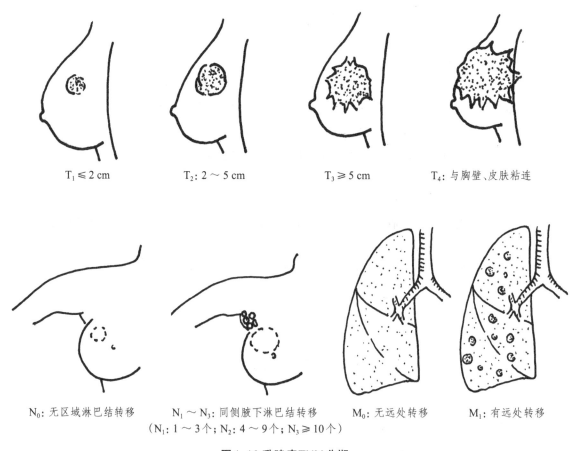

$T_1 \leqslant 2$ cm　　　　T_2：$2 \sim 5$ cm　　　　$T_3 \geqslant 5$ cm　　　　T_4：与胸壁、皮肤粘连

N_0：无区域淋巴结转移　　$N_1 \sim N_3$：同侧腋下淋巴结转移　　M_0：无远处转移　　M_1：有远处转移
　　　　　　　　　　　（N_1：$1 \sim 3$个；N_2：$4 \sim 9$个；$N_3 \geqslant 10$个）

图1-16　乳腺癌TNM分期

　　肿瘤的预后与肿瘤的分级和分期有关，尤其是分期。因此，肿瘤的早期发现和诊断尤为重要。

第六节　良、恶性肿瘤对机体的影响及区别

一、良、恶性肿瘤对机体的影响

因肿瘤良、恶性的不同,发生部位不同等因素,对机体的影响有所不同。

1. 良性肿瘤对机体的影响

（1）局部的压迫和阻塞

良性肿瘤因呈膨胀性生长、不浸润、不转移,所以只表现为局部压迫和阻塞症状,如消化道平滑肌瘤,可引起肠套叠、肠梗阻;颅内良性肿瘤,如脑膜瘤、畸胎瘤,可引起颅内压升高和相应神经系统症状。

（2）内分泌影响

如肾上腺嗜铬细胞瘤,可引起阵发性高血压;胰岛细胞瘤,可引起阵发性高血糖;脑垂体嗜酸细胞腺瘤,能分泌生长激素引起巨人症和肢端肥大症等。

（3）其他并发症

如鼻腔和肝脏的血管瘤等引起的大出血;卵巢巨大囊肿的蒂扭转造成的瘤体出血、坏死或破裂。

2. 恶性肿瘤对机体的影响

恶性肿瘤由于生长快,浸润邻近组织器官,发生远处转移,并常引起出血、坏死、继发感染和顽固性疼痛等,故对机体危害性较大,具体表现如下。

（1）占位和破坏脏器的功能

如肝癌晚期,肝脏被像胎头大小的巨块型肝癌组织占据,影响肝脏的功能。

（2）局部的压迫和阻塞

同良性肿瘤。

（3）继发改变

肿瘤组织坏死,引起出血和组织穿孔。如胃癌溃疡型。

（4）内分泌影响

和良性肿瘤表现不一样,一些非内分泌腺肿瘤也可产生和分泌激素或激素类物质。由于是其他恶性肿瘤产生异位激素,称为副肿瘤综合征(paraneoplastic syndrome)。

（5）出现恶病质

恶性肿瘤晚期,由于肿瘤对机体营养消耗过快和摄取障碍,加之出血、发热和坏死组织产生的毒素等作用,引起机体的代谢紊乱,出现恶病质状态,主要表现为极度消瘦、无力、贫血和全身衰竭。如食管癌、肝癌和胃癌后期患者皆因严重食物摄取不足和消耗过多等因素,出现严重的瘤性恶病质(cancer cachexia)。

反之,机体对肿瘤的发生、发展也有影响。肿瘤可以受到机体免疫功能和神经内分泌因素的影响与制约,如人体免疫系统的T淋巴细胞,可攻击和杀伤瘤细胞,临床上常用的白细胞介素Ⅱ和LACK细胞治疗肿瘤都以此为根据。激素对肿瘤的发生、发展也有一定影响,如雌孕激素受体阳性的乳腺癌患者行卵巢去势或口服雌激素受体拮抗剂,可延缓乳腺癌的进程。精神因素对肿瘤的影响也已被证实,如过度的忧伤和绝望情绪可使患者的免疫功能和康复能力下降,加速肿瘤的生长和扩散。因此,在临床治疗中帮助患者树立战胜癌症的信心,给患者生活上的关心和安慰使其保持乐观向上的情绪,对肿瘤的治疗和康复皆有重要意义。

二、良、恶性肿瘤的区别

区别良性肿瘤与恶性肿瘤,对于正确诊断和治疗具有重要的临床意义,如将恶性肿瘤误诊为良性,就会贻误早期治疗时机,甚至危及患者的生命;如将良性肿瘤误诊为恶性,则会导致不必要的组织器官切除或放化疗,使患者蒙受重大的痛苦,甚至终身残疾。为了准确区别肿瘤的良、恶性,现将良、恶性肿瘤的区别要点列表呈现(表1-2)。

表1-2　良性肿瘤与恶性肿瘤的区别

区别要点	良 性 肿 瘤	恶 性 肿 瘤
分化程度	分化成熟,异型性小,与起源组织相似	分化不成熟,异型性大,与起源组织差别大
核分裂象	核分裂少,无病理性核分裂象	核分裂象多见,常见病理性核分裂象
生长速度	缓慢,病程长	较快或突然加快,病程短
生长方式	膨胀性生长,分界清楚,常有包膜,可活动	浸润性生长,境界不清,无包膜,多固定
继发改变	较少发生坏死、出血	常发生坏死、出血、溃疡
复发	术后很少复发	治疗后多复发
转移	不转移	常有转移
对机体影响	主要为局部压迫或阻塞,发生在重要器官可引起严重后果	除压迫、阻塞外还可浸润破坏周围组织器官,并发出血、感染,晚期出现恶病质

良、恶性肿瘤的区别不是绝对的。必须指出,上述区别良、恶性肿瘤的要点一定要综合分析,以避免片面性。如内分泌系统(甲状腺、肾上腺、胸腺等)肿瘤良、恶性的判别,不是依靠细胞的分化程度,而是依靠侵犯血管、淋巴管、周围组织器官和转移的程度判定。良性和恶性肿瘤之间无绝对界限,之间有一中间状态,这部分处于中间状态的肿瘤称为交界性肿瘤(borderline tumor),如卵巢浆液性乳头状囊腺瘤,此类肿瘤有恶性倾向,临床上应予以积极

治疗。在恶性肿瘤中,恶性程度也不尽相同,如少数鼻咽癌,在原发灶尚无明显肿块时,同侧颈上淋巴结已先行转移;而子宫体腺癌,晚期才发生转移;皮肤基底细胞癌几乎不转移。此外,某些良性肿瘤也可以转变成恶性肿瘤,如:胃肠道的腺瘤,癌变率很高;发生于颈后、足底部的色素痣,易恶变为恶性黑色素瘤。

第七节 肿瘤的命名与分类

一、肿瘤的命名

人体任何部位的组织器官几乎都可发生肿瘤,肿瘤种类繁多,其生物学行为和临床表现各不相同,因此,对肿瘤进行正确的命名和科学的分类,是采取正确治疗的先决条件。肿瘤的命名应以能反映肿瘤的组织来源、类型和良恶性为原则。

1. 良性肿瘤的命名

良性肿瘤一般称为瘤,其命名方式为在其部位及来源组织名称后加"瘤"字,如肠腺瘤、子宫平滑肌瘤,有时可结合形态特点命名,如卵巢浆液性乳头状囊腺瘤。

2. 恶性肿瘤的命名

来源上皮组织的恶性肿瘤统称为癌(carcinoma),命名时在其部位和来源组织之后加"癌"字,如来源于食管黏膜鳞状上皮的恶性肿瘤称食管鳞状细胞癌,来源于肺部腺上皮的恶性肿瘤称肺腺癌。来源于间叶组织的恶性肿瘤统称为肉瘤(sarcoma),其命名方式是部位和来源组织名称之后加"肉瘤",如大腿横纹肌肉瘤、股骨的骨肉瘤等。如果一个肿瘤既有肯定的癌又有肯定的肉瘤结构,则称之为癌肉瘤(carcinosarcoma)。

➕ **相关知识**

1. 人体常见的上皮组织有鳞状上皮、腺上皮以及移行上皮(又称尿路上皮)。

(1)被覆鳞状上皮的部位有皮肤、口腔、咽喉、食管、外阴、阴道、子宫颈等,起源于这些部位的恶性肿瘤常表现为鳞状上皮细胞癌,简称鳞癌。

(2)腺上皮有被覆呼吸道、胃肠道、胆囊黏膜面的柱状上皮和腺器官的腺上皮,如肝脏、胰腺、乳腺、甲状腺等。起源于这些组织器官的恶性肿瘤称为腺癌。

(3)被覆移行上皮的部位有肾盂、尿道和膀胱,起源于这些部位的恶性肿瘤常表现为移行细胞癌。

2. 人体常见的间叶组织有纤维结缔组织、脂肪组织、横纹肌(骨骼肌)、平滑肌(子宫肌层、胃肠道壁肌层)、骨骼、软骨、滑膜、血管和淋巴造血组织等。淋巴造血组织肿瘤有其特殊性,另做分类。起源于非淋巴造血组织的其他间叶组织的恶性肿瘤被称为肉瘤。

3.肿瘤的特殊命名

（1）以"母细胞"命名

良性者，如骨母细胞瘤、肌母细胞瘤等。恶性者，如神经母细胞瘤、肾母细胞瘤、髓母细胞瘤等。

（2）以"瘤"命名的恶性肿瘤

如精原细胞瘤、无性细胞瘤等。

（3）在"瘤"名称前冠以"恶性"二字

如恶性神经鞘瘤、恶性畸胎瘤、（恶性）淋巴瘤、（恶性）黑色素瘤等。由于淋巴瘤和黑色素瘤都是恶性的，其前面冠以的"恶性"可以去掉。即淋巴瘤、黑色素瘤。

（4）以病名命名的恶性肿瘤

如白血病等。

（5）以人名命名的恶性肿瘤

如尤文肉瘤（Ewing's sarcoma）、霍奇金淋巴瘤（Hodgkin lymphoma）等。

（6）含多种肿瘤实质成分命名

含3个胚层组织成分的肿瘤称畸胎瘤。

（7）以肿瘤细胞的形态命名

如骨的巨细胞瘤，肺小细胞癌（燕麦细胞癌）等。

二、肿瘤的分类

肿瘤的分类是综合肿瘤的组织起源、生物学行为（良恶性）和好发部位进行归类的（表1-3）。

表1-3 常见肿瘤的分类

组织来源	良性肿瘤	恶性肿瘤	好发部位
上皮组织			
鳞状上皮	乳头状瘤	鳞状细胞癌	乳头状瘤见于皮肤、鼻腔、喉室等处；鳞癌见于宫颈、皮肤、肺、食管、喉、阴茎等处
基底细胞		基底细胞癌	头面皮肤
腺上皮	腺瘤	腺癌	腺瘤多见于甲状腺、乳腺、胃肠道；腺癌多见于胃肠道、乳腺、卵巢、子宫等处
尿路上皮（移行上皮）	尿路上皮乳头状瘤	尿路上皮癌	膀胱、肾盂
腺上皮,肌上皮混合	多形性腺瘤	恶性混合瘤	涎腺

组织来源	良性肿瘤	恶性肿瘤	好发部位
非淋巴造血间叶组织			
纤维组织	纤维瘤	纤维肉瘤	四肢
纤维组织细胞	纤维组织细胞瘤	恶性纤维组织细胞瘤	四肢皮下浅层多为良性,深层和内脏多为恶性
脂肪组织	脂肪瘤	脂肪肉瘤	皮下、腹膜后
平滑肌组织	平滑肌瘤	平滑肌肉瘤	子宫、胃肠道
横纹肌组织	横纹肌瘤	横纹肌肉瘤	四肢、头颈
血管组织	血管瘤	血管肉瘤	皮肤、舌、唇、肝脾内脏等处
淋巴管组织	淋巴管瘤	淋巴管肉瘤	—
骨组织	骨瘤	骨肉瘤	骨瘤多见于颅骨、长骨,骨肉瘤多见于长骨两端
软骨组织	软骨瘤	软骨肉瘤	软骨瘤多见于手足短骨,软骨肉瘤多见于长骨、盆骨、肩胛骨
滑膜组织	滑膜瘤	滑膜肉瘤	膝、踝、肩、腕、肘关节附近
间皮	间皮瘤	间皮肉瘤	胸、腹膜处
淋巴造血组织			
淋巴组织	—	淋巴瘤	全身淋巴组织
造血组织	—	白血病,骨髓瘤	造血系统,骨髓瘤见于全身扁状骨和长骨
神经组织和脑膜组织			
神经鞘膜细胞	神经纤维瘤	恶性周围神经鞘瘤	四肢皮神经,内脏,单或多发
神经鞘细胞	神经鞘瘤	恶性神经鞘瘤	头颈、四肢
胶质细胞	—	弥漫性星形细胞瘤	大脑
神经细胞	—	髓母细胞瘤	小脑
脑膜组织	脑膜瘤	恶性脑膜瘤	脑膜
交感神经组织	节细胞神经瘤	神经母细胞瘤	纵隔、腹膜后肾上腺髓质

组织来源	良性肿瘤	恶性肿瘤	好发部位
其他肿瘤			
黑色素细胞	黑痣	(恶性)黑色素瘤	皮肤黏膜
胎盘滋养叶细胞	葡萄胎	恶性葡萄胎	子宫
		绒毛膜上皮癌	—
生殖细胞	—	精原细胞瘤	生殖腺
	—	无性细胞瘤、胚胎性癌	—
性腺或胚胎剩件中的全能细胞	成熟畸胎瘤	不成熟畸胎瘤(恶性畸胎瘤)	卵巢、睾丸、纵隔、尾骶

三、癌与肉瘤的区别

恶性上皮组织肿瘤统称为癌,而恶性间叶组织肿瘤统称为肉瘤,肉瘤发病比癌少见,癌与肉瘤的区别如表1-4所示;组织结构的区别示意图如图1-17所示。

表1-4　癌与肉瘤的区别

项　目	癌	肉　瘤
组织来源	上皮组织	间叶组织
发病情况	较常见,约为肉瘤的9倍,多见于40岁以上的成年人	较少见,大多见于青少年
大体特点	质地硬,色苍白,较干燥	质软,色灰红,湿润,鱼肉状
组织特点	多形成癌巢,实质与间质分界清楚	肉瘤细胞多呈弥漫分布,实质与间质分界不清
网状组织	癌细胞多无网状纤维	间质内血管丰富,结缔组织少肉瘤细胞间多有网状纤维
转移	多经淋巴道转移	多经血道转移

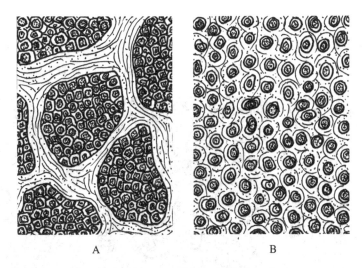

图1-17 癌与肉瘤组织结构的区别

A.癌的肿瘤组织形成"癌巢",网状纤维分布在癌巢周边,肿瘤细胞之间无网状纤维;
B.肉瘤的肿瘤组织弥散分布,网状纤维分布在肿瘤细胞之间

四、癌与肉瘤类型

1.癌的常见组织类型

癌是人类最常见的恶性肿瘤。在40岁以上的人群中,癌的发生率显著增加。癌的常见组织类型有鳞状上皮细胞癌、基底细胞癌、腺癌以及尿路上细胞癌(移行上皮细胞癌)。

1)鳞状上皮细胞癌(squamous cell carcinoma)

鳞状上皮细胞癌简称鳞癌。好发部位是身体原有的鳞状上皮部位如皮肤、唇、口腔、食管、子宫颈、阴道、阴茎等处。还可发生于鳞状上皮化生部位如支气管、胆囊、肾盂等处。

2)基底细胞癌(basal cell carcinoma)

基底细胞癌常见于老年人面部、眼睑、颊、鼻翼。其组织发生在表皮原始上皮芽或基底细胞,肿瘤细胞全部表现为基底细胞样癌细胞,所以归类为基底细胞癌。

其在大体上常表现为边缘略突起的浅溃疡,是由于肿瘤中间发生坏死溃破而形成溃疡,易出血。其生物学特性是肿瘤细胞有一定的坏死丢失而使肿瘤生长缓慢。虽可浸润破坏深层组织,但很少转移,呈低度恶性,对放疗敏感。

3)腺癌(adenocarcinoma)

腺癌是腺上皮的恶性肿瘤。腺上皮包括被覆柱状上皮和腺器官的上皮组织。其中,柱状上皮被覆于黏膜、胃肠道、呼吸道、胆囊、子宫体、颈管等,腺器官有肝脏、胰腺、乳腺、前列腺、甲状腺等器官。腺癌的常见类型如下。

(1)管状腺癌(adenocarcinoma):分化好,能辨别组织来源。肿瘤组织形成腺管状结构,属于高分化腺癌。

(2)实性癌(solid carcinoma):又称单纯癌(carcinoma simplex),由于分化程度低,癌组

织无腺腔结构,癌巢呈实性状,所以被称为实性癌。属于低分化腺癌。

　　在乳腺癌时,实性癌根据其癌实质与间质的比例被分为硬癌(癌实质少,间质多)与髓样癌(癌实质多,间质少)。如果二者比例相似,称为单纯癌(图1-18)。

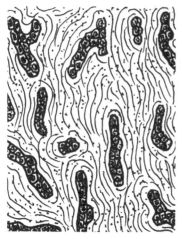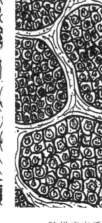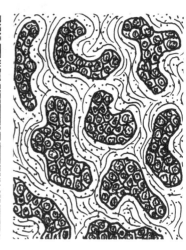

硬癌实质少,间质多　　　　　　髓样癌实质多,间质少　　　　　单纯癌实质与间质差不多

图1-18　硬癌、髓样癌、单纯癌组织学实质间质比例

　　(3)黏液癌(mucoid carcinoma):癌细胞能分泌黏液,因此在大体上呈胶冻状,又称胶样癌(colloid carcinoma)。随着癌细胞分泌集聚的黏液越来越多,癌细胞由单核细胞样癌细胞演变为黏液样癌细胞,在形态上呈印戒细胞样(图1-19),又称印戒细胞癌。肿瘤细胞合成和分泌的黏液大量集聚,形成黏液湖,癌细胞漂浮在黏液湖中,分化好的可以形成腺管状结构,为黏液腺癌。

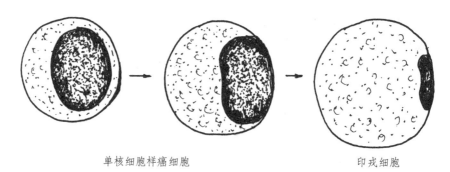

单核细胞样癌细胞　　　　　　　　　　　　印戒细胞

图1-19　黏液癌细胞形态演变

　　在胃黏膜活检的病理诊断中,要注意和识别间质中的单核细胞样癌细胞。

　　4)尿路上皮细胞癌(urothelial carcinoma)

　　尿路上皮细胞癌,又被称为移行上皮细胞癌(transitional cell carcinoma),常发生于被覆尿路上皮的器官组织,如膀胱、肾盂等。其向上呈外生性生长,外形呈乳头状,呈多发性,肿瘤中间溃破可形成溃疡,同时向下呈浸润性生长,广泛浸润膀胱壁。显微镜下显示癌细胞似移行上皮,异型性明显,呈多层排列。乳头分枝越多,细胞排列层数越多,则异型性越大。

2. 间叶组织恶性肿瘤(肉瘤)的常见组织类型

(1)脂肪肉瘤(liposarcoma)

脂肪肉瘤常发生于软组织深部、腹膜后等部位。极少在皮下脂肪层发生,与脂肪瘤无关。多见于成年人,极少见于青少年。大体上呈结节状或分叶状,类似于脂肪瘤,也可表现为黏液样或鱼肉状。在组织形态学表现上,瘤细胞形态多样,以出现脂肪母细胞为特点。组织学类型有高分化脂肪肉瘤、黏液样细胞脂肪肉瘤、多形性脂肪肉瘤以及未分化脂肪肉瘤。

(2)纤维肉瘤(fibrosarcoma)

纤维肉瘤好发于四肢皮下组织,呈浸润性生长,切面呈灰白色或鱼肉状,常伴有出血和坏死。组织形态学显示其肿瘤细胞形态是有异型性的梭形细胞,呈"鲱鱼骨"状排列。发生在婴儿和幼儿的婴儿型纤维肉瘤(infantial fibrosarcoma)较成人纤维肉瘤(adult fibrosarcoma)的预后好。

研究发现,真的纤维肉瘤并不多见,由于其他肉瘤中的间质成分本身就是纤维组织,包含着肌成纤维细胞,有时这些肌成纤维细胞增生活跃,且有一定的异型性,再夹杂异型性大的肿瘤细胞,容易误诊为纤维肉瘤。随着免疫组化技术的发展,有时可以把它鉴别出来。

在瘤样纤维组织增生时,成纤维细胞和肌成纤维细胞增生活跃,且有一定的异型性,纤维组织呈浸润性生长,形成病变时容易误诊为纤维肉瘤。临床病理诊断时,要加以鉴别。

➕ 相关知识

瘤样纤维组织增生:在病理学中有一组目前尚不甚清楚的软组织和骨组织增生性病变,统称为瘤样纤维组织增生(fibromatosis)。病损处无包膜形成,可浸润破坏周围组织,但不发生转移。这类病变的发生、发展和偶尔自行消退的原因也还不清楚。但通过近年来对这类疾病的超微结构研究,发现其主要细胞成分为肌成纤维细胞,甚至有的全由此种细胞组成。

目前用电镜观察证实,含有肌纤维母细胞的瘤样纤维增生疾病有:① 结节性筋膜炎;② 增生性筋膜炎;③ 婴儿指(趾)纤维瘤;④ 婴儿孤立性和多中性肌纤维母细胞瘤样增生;⑤ 假恶性骨化性肌炎;⑥ 增生性肌炎;⑦ 韧带状瘤和骨韧带状瘤;⑧ 婴儿纤维性错构瘤;⑨ 幼年性鼻咽血管纤维瘤;⑩ 阴茎纤维瘤等。

肌成纤维细胞(myofibroblast):1971年Majno及Grabbiani通过对伤口愈合的细胞机制研究,在肉芽组织中发现一种形态结构和功能上具有成纤维细胞和平滑肌细胞特点的细胞,称为肌纤维母细胞(肌成纤维细胞)。在光镜下,其与成纤维细胞和平滑肌细胞难以区别,只有在电镜下才能准确辨别。这种细胞能合成胶原纤维,具有收缩能力,能使创面缩小、闭合,愈合创口。

后续研究发现,肌成纤维细胞多见于以下几种情况:组织损伤的反应、瘤样纤维组织增生、软组织肿瘤、浸润癌、转移癌的间质反应。肌成纤维细胞的来源如下:① 来源于成纤维细胞;② 来源于平滑肌细胞;③ 来源于间胚叶细胞。

（3）平滑肌肉瘤（leiomyosarcoma）

平滑肌肉瘤多见于子宫、胃肠道壁肌层等平滑肌厚实的器官。也可见于软组织、腹膜后、肠系膜、大网膜及皮肤等处。发生在软组织的平滑肌肉瘤多见于中老年人。

（4）横纹肌肉瘤（rhabdomyosacoma）

横纹肌肉瘤在儿童比较常见，主要见于10岁以下儿童和婴幼儿。好发于头颈部、生殖泌尿道等，偶见于四肢。由于横纹肌细胞是永久细胞（非分裂细胞），所以其肿瘤发生于横纹肌母细胞。病理组织学观察到，肿瘤细胞由不同发育阶段的横纹肌母细胞构成。这也是该肿瘤常发生于10岁以下儿童和婴幼儿的原因。

🧰 相关知识

按再生能力强弱，可将人体组织细胞分为3类：

（1）不稳定细胞（labile cells）

即再生能力强的短寿命细胞，生理状态下这类细胞不断地分裂增生以取代衰老的细胞，包括表皮细胞，呼吸道、消化道和生殖器管腔的被覆细胞，淋巴造血细胞、间皮细胞等。

（2）稳定细胞（stable cells）

即有潜在较强再生能力的长寿命细胞。这类细胞在生理状态下处于静止期，但受到损伤等因素刺激后进入增殖期，表现出较强的再生能力，包括各种腺器官的实质细胞，如肝、胰、内分泌腺的肾小管上皮细胞。成纤维细胞、血管内皮细胞和骨膜细胞、间充质细胞等再生能力很强，常作为参与修复过程的主要细胞。平滑肌细胞和软骨细胞虽也属于稳定细胞，但再生能力较弱。

（3）永久性细胞（permanent cells）

即再生能力微弱或无再生能力的细胞。永久细胞在自然状态下不能增殖（人为干预的干细胞技术例外），又称非分裂细胞。这类细胞主要有中枢神经细胞、心肌细胞和横纹肌细胞。

因此，心肌细胞几乎没有恶性肿瘤，中枢神经细胞恶性肿瘤表现为髓母细胞肿瘤，而横纹肌肉瘤的实质由横纹肌母细胞组成。

（5）血管肉瘤（angiosacoma）

血管肉瘤多发生于皮肤，尤其是头、面部皮肤，以及肝、脾等血窦器官，也可发生于乳腺、骨与软组织等。发生于皮肤时，肿瘤多隆起于皮肤表面，呈丘疹或结节状，暗红或灰白色，易坏死和出血。肿瘤细胞由异型性明显的、分化不成熟的内皮细胞构成。根据分化程度好坏表现为不规则血管腔样结构、有裂隙状腔隙的细胞片状增生和实性的细胞片状增生。腔隙中可有红细胞。在艾滋病患者中，仅发生于皮肤的血管肉瘤被称为Kaposi肉瘤。

🧰 相关知识

Kaposi肉瘤：由于获得性免疫功能缺陷而导致始发于血管内皮细胞或间胚叶细胞的肉瘤被称为Kaposi肉瘤，与HIV感染导致的艾滋病有关，常发生于四肢末端的皮肤。和血管肉瘤不同的是：

① Kaposi 肉瘤有时起源于血管内皮更早的阶段，始发于间胚叶细胞；② Kaposi 肉瘤好发部位有一定的特点，以四肢末端的皮肤为主。

（6）骨肉瘤（osteosarcoma）

骨肉瘤为最常见的骨恶性肿瘤，多见于青少年。好发于大关节附近的四肢长骨的干骺端，如膝关节附近的股骨下端、胫骨上端，切面呈灰白色或鱼肉状。肿瘤常伴有出血和坏死。肿瘤在生长过程中破坏骨皮质，顶起骨外膜并可刺激骨外膜形成新生骨，并在X线检查可见两种特殊现象（Codman三角和日放射状阴影）。病理组织学显示肿瘤细胞由异型性明显的骨肉瘤细胞构成，其形成的肿瘤性骨组织是诊断骨肉瘤最重要的组织学依据。骨肉瘤恶性程度高，生长迅速，易出现血道转移。病理诊断需要借鉴和参考X线检查所见的两个特殊现象。

➕ 相关知识　Codman三角和日放射状阴影

Codman三角：骨肉瘤组织在生长过程中，骨外膜被掀起，刺激骨外膜形成新生骨，堆积在骨外膜和骨皮质之间形成三角形隆起，构成X线所见的Codman三角。

日放射状阴影：骨肉瘤组织在生长过程中，由于骨膜被掀起，刺激骨外膜形成新生骨，这时新生骨在被拉直的营养骨皮质的血管上沉积，在骨外膜和骨皮质之间，可形成与骨表面垂直的放射状反应性新生骨小梁，在X线检查中表现为日放射状阴影。

（7）软骨肉瘤（chondrosacoma）

软骨肉瘤好发年龄与骨肉瘤相反，好发于40～70岁的成年人。多见于骨盆、肩胛骨等不规则骨，也可见于股骨、胫骨等长骨处。肿瘤组织常长在骨髓腔内，呈灰白色半透明的分叶状肿瘤。病理组织学显示肿瘤组织由软骨基质中大量的异型性的软骨肉瘤细胞构成。与骨肉瘤相比，软骨肉瘤生长较慢，转移也较晚。

（8）淋巴瘤（lymphoma）

淋巴瘤是淋巴组织肿瘤（lymphoid neoplasma）的肉瘤形式。淋巴组织肿瘤指来源于淋巴细胞及其前体细胞的恶性肿瘤，包括淋巴瘤、淋巴细胞白血病、毛细胞白血病以及浆细胞肿瘤等。其中，淋巴瘤为淋巴组织肿瘤的肉瘤形式。

淋巴瘤原发于淋巴结和结外淋巴组织。可分为霍奇金淋巴瘤（Hodgkin lymphoma）和非霍奇金淋巴瘤（non-Hodgkin lymphoma）两大类（表1-5）。大多数淋巴瘤是B细胞源性的，少数是T细胞源性的。大多数淋巴瘤患者会出现无痛性、进行性增大的肿块，长径常大于2 cm，表现为局部或全身淋巴结肿大。

表1-5　霍奇金淋巴瘤与非霍奇金淋巴瘤比较

项　　目	霍奇金淋巴瘤	非霍奇金淋巴瘤
发病率	少见,占10%～20%	多见,占80%～90%
发病地区	中国少见,国外多见	中国多见
淋巴组织发生	原发于淋巴结组织	除了淋巴结组织,还可发生于结外淋巴组织
淋巴组织起源与受累	从一个或一组淋巴结开始,由近及远地向周围淋巴结扩散	局部和全身淋巴结及结外淋巴组织受累
肿瘤细胞形态成分	多样性,有典型的R-S细胞、陷窝细胞、"爆米花"样细胞、凋亡的R-S细胞("干尸细胞")	单一性,由一种处于各分化阶段的B或T淋巴细胞构成
间质有无炎症细胞	多种炎症细胞混合浸润为背景	无炎症细胞浸润

（9）粒细胞肉瘤（granulocytic sarcoma）

粒细胞肉瘤是髓样组织肿瘤（myeloid neoplasma）的肉瘤形式,髓样组织肿瘤多表现为白血病（leukemia）,即骨髓造血干细胞克隆性异常增生形成的恶性肿瘤。其特征是骨髓内异常的白细胞弥漫性增生取代正常的骨髓组织,通常不形成瘤块,肿瘤细胞以白血病的形式进入外周血,并侵入肝、脾、淋巴结等全身组织和器官。幼稚粒细胞在骨髓外部位浸润堆积形成局限性实体性肿瘤时,则形成肉瘤形式,被称为粒细胞性肉瘤。由于其肿瘤颜色呈淡绿色（由于瘤细胞原浆骨生成淡绿色色素沉着）,故又被称为绿色瘤。

绿色瘤在临床上并不多见。如果出现,常以眼眶、中枢神经系统和骨髓最常见。在眼眶多为双眼同时或先后受累,但也可在相当长时间局限于一侧眼眶,病变位置多位于眶外上部。典型症状为眼眶肿物使眼球突出,是由于眼眶内组织受异常白细胞浸润而发生眼球突出,表现为质地较硬的结节状肿块,眼睑肿胀且呈淡绿色,肿块发展异常迅速,短期内可填满眼眶,与眶骨紧密相连,不能移动,无压痛,并可向内生长累及鼻窦及颅脑。肿块皮肤表面也有绿色的色素沉着。

第二章

肿瘤的病因

第一节　肿瘤发生的外因——外环境致癌因素

肿瘤的病因有外因和内因。外因即环境致癌因素,80%～90%的人类肿瘤与环境因素有关,因此可以说肿瘤是一种环境疾病,环境的保护与治理以及正确的饮食习惯在预防肿瘤方面有重要的作用。环境致癌因素包括化学、物理、生物因素,其中化学致癌因素分布最广泛也最关键。内因主要指机体的抗癌能力。外因是条件,内因是根本。

一、化学致癌因素

目前已知有1 000余种化学物质可以致癌,其中与人类密切相关的有30余种。我们把具有直接致癌性的化学物质称为直接致癌物(directly reacting chemical),而把进入体内经过肝脏代谢后才具有致癌性的化学物质称为间接致癌物(indirectly reacting chemicals)。而环境中接触的致癌物绝大多数是间接致癌物。

化学致癌物多数是突变剂(mutagen),具有亲电子基团,能与生物大分子,如DNA的亲核基团共价结合,因此其致癌机制主要是引起生物大分子损伤,导致体细胞基因突变(详细内容见第四章第二节)。如果反复积累的基因损伤位点在癌基因与抑癌基因上,就可导致肿瘤发生。

1. 直接化学致癌物

直接化学致癌物较少,主要有如下几种。

(1)烷化剂和酰化剂

有些烷化剂如环磷酰胺本身是抗癌药,可用于抗肿瘤治疗,但也可能诱发恶性肿瘤(如粒细胞性白血病)。在肿瘤治疗中,烷化剂通过干扰肿瘤细胞的DNA合成起作用;但同时也可能干扰骨髓造血干细胞在增殖过程中的DNA合成,从而诱发肿瘤。

（2）金属元素

如镍、铬、镉等。这些金属的二价阳离子可与DNA结合,致使DNA损伤。

2.间接化学致癌物

（1）多环碳氢化合物

多环碳氢化合物广泛存在于排放的煤烟、汽车尾气、烟叶的煤焦油中,致癌性较强的是3,4-苯并芘,可引起肺癌；烟熏食物、碳烤食物中也含有此类化学物,食用过多可引起胃癌。

（2）亚硝胺类化合物

亚硝胺由亚硝酸盐（二级胺）合成。亚硝酸盐广泛存在于自然界中,尤其在腌制的鱼肉和变质的蔬菜中含量较高,可引起胃癌。

（3）芳香胺类与氨基偶氮类染料

此类化合物包括乙萘胺、联苯胺等。印染厂工人常因接触到芳香胺类染料或吸入乙萘胺,经肝内代谢由肾排出,集聚在膀胱里,致使膀胱癌发生。氨基偶氮类染料,如二甲基氨基偶氮苯（即奶油黄）可引起肝癌,而且具有亲组织性,无论是皮肤接触还是经胃摄入,都有可能引起肝癌。

（4）真菌霉素

其中黄曲霉毒素广泛存在于霉变的花生、玉米和谷类中,可引起肝癌。

以上间接化学致癌物,生活中较易接触的是多环碳氢化合物、亚硝胺类化合物以及真菌霉素等,应尽量避免接触。但一生中难免碰到上述致癌物,会不会患肿瘤,还要取决于机体内在的抗癌能力。偶尔碰到致癌物并不可怕,肿瘤的发生不是一蹴而就的,反复接触致癌物才可能引起肿瘤。而且,机体本身有较强的抗癌机制,如可以修复化学致癌物导致的DNA损伤、促使恶变的细胞死亡（凋亡）等。但从防控的角度,我们应尽量避免接触化学致癌物,建立良好的生活习惯和健康的饮食结构。

二、物理致癌因素

物理致癌因素有电离辐射（γ射线、X射线）、紫外线、热辐射等,可引起DNA生物大分子损伤。物理致癌因素不如化学致癌因素影响凶猛,其引起肿瘤需要的剂量大、周期长。

三、生物致癌因素

生物致癌因素有病毒、细菌和寄生虫等,其中病毒致癌因素最关键。病毒有RNA病毒和DNA病毒。

1.病毒与病毒致瘤机制

（1）RNA病毒

RNA病毒通过逆转录（retrovirus）的方式,将病毒基因整合到人体体细胞中。RNA病毒可分为急性转化病毒和慢性转化病毒。急性转化病毒含病毒癌基因,如 v-abl、v-myb、v-src

等。急性转化病毒感染机体细胞后,通过逆转录方式[即以病毒RNA为模板,在逆转录酶(reverse transcriptase)催化下合成DNA,然后整合到宿主DNA中并表达],使细胞恶性转化。而慢性转化病毒本身没有癌基因,但有很强的促进基因转录的启动子和增强子。在逆转录过程中,慢性转化病毒将启动子或增强子插入到宿主细胞的原癌基因位点上或附近,使原癌基因活化为癌基因,从而使宿主细胞转化。

如成人T细胞白血病/淋巴瘤(adult T-cell leukemia, ATL)与人类T细胞白血病/淋巴瘤病毒I(humam T-cell leukemia/lymphoma virus I, HTLV-I)有关。在对发生于日本和加勒比海地区的成人T细胞白血病/淋巴瘤的患者研究中发现,其活性转化与 *Tax* 基因有关。*Tax* 基因产物可激活几种宿主基因的转录,如 *c-fas*、*c-sis*、*IL-2* 及其受体基因等,还能激活粒细胞-巨噬细胞集落刺激因子(granulocyte-macrophage colony-stimulating factor, CM-CSF)。这些基因激活后能引起T细胞异常增殖。

(2)DNA病毒

DNA病毒感染宿主细胞后,通过转录的方式将病毒基因整合到宿主体细胞的DNA中。如整合在宿主体细胞的癌基因与抑癌基因的位点上,使其功能受损,导致宿主细胞恶性转化。有许多DNA病毒可引起动物肿瘤。与人类肿瘤发生密切相关的DNA病毒主要有以下几种:① 人类乳头状病毒(humam papilloma virus, HPV),有多种类型,其中HPV-6、HPV-11亚型与生殖道、喉等部位的乳头状瘤有关;HPV-16、HPV-18亚型与子宫颈等部位的癌有关。② Epstein-Barr病毒(Epstein-Barr virus, EBV),EB病毒可引起Burkitt淋巴瘤和鼻咽癌。③ 乙肝病毒(hepatitis virus B, HBV),可引起肝癌,HBV是DNA病毒,因此本身不含转化基因,其病毒DNA的整合也无特定模式,但感染HBV发生肝细胞癌的概率是未感染的200倍。这与HBV感染引起慢性肝炎、肝细胞不断再生有关。即便病毒DNA整合到宿主细胞的DNA没有固定模式,但在病毒不断复制和肝细胞不断再生的切合中,病毒DNA整合到宿主细胞的癌基因与抑癌基因位点上的概率明显增高,致使肝癌的发生率明显增高。同时,慢性肝炎导致的肝硬化使肝内微循环发生变化,更易受到化学致癌物的侵袭。而不断增生的肝细胞也更易受到致癌物的攻击,DNA在复制中受到致癌物损害。

目前,对于HBV诱发肝癌的机制尚不明确,可能为:① 肝细胞反复受损致使肝细胞频繁再生,再生的细胞在DNA复制时易受致癌物干扰而突变。② 激活癌基因或灭活肿瘤抑制基因(如 *P53*)。③ 肝硬化使肝内微循环发生改变,易受致癌物侵袭。

2. 细菌

与肿瘤发生密切相关的细菌并不多,即便幽门螺杆菌与胃癌的发生也无直接关系。

幽门螺杆菌(H-pylori, Hp)为革兰阴性杆菌,是慢性胃炎和胃溃疡发病的重要原因。Hp感染与胃癌的关系是建立在慢性胃炎和胃溃疡的基础之上的。而慢性胃炎和胃溃疡与胃癌的关系仅是一种癌前状态或称癌前疾病(precancerous condition),不是癌前病变(precancerous lesion)(详细内容见第三章第二节)。只有在慢性胃炎、胃溃疡的黏膜病变出现不典型增生时,才是癌前病变,这时才与胃癌发生密切相关。

幽门螺杆菌持续慢性感染,可在一部分患者中引起胃黏膜相关淋巴组织(mucosa-associated lymphoid tissue,MALT)的淋巴瘤。MALT淋巴瘤发生的机制与患者的细胞凋亡机制功能的下降和失调有关。在Hp慢性持续感染时,机体会建立第二道防线,B淋巴细胞不断转化为浆细胞而产生抗体。在淋巴滤泡的生发中心,B淋巴细胞在转化中只有5%～10%的细胞发育成熟为浆细胞,而90%～95%的前淋巴细胞被淘汰,这种淘汰方式是以细胞凋亡来实现的。当机体凋亡机制功能下降或失调时,这些大量增生的B淋巴细胞不能凋亡,而是堆积起来,形成低度恶性的B细胞淋巴瘤。这种淋巴瘤与一般的淋巴瘤不一样,仅仅是B淋巴细胞的堆积,经过抗Hp感染治疗,可以自行消退。

在正常情况下,凋亡机制的功能保持良好,淋巴滤泡生发中心可见凋亡的B淋巴细胞形成的"可染小体"。

3. 寄生虫

寄生虫致癌与其在局部的长期慢性刺激有关,如日本血吸虫卵慢性刺激肠壁引起结肠癌;华支睾吸虫寄生胆管引起胆管癌。

第二节　肿瘤发生的内因
——遗传因素与机体抗肿瘤能力

一、遗传因素

动物实验表明,在同一外界致癌因素刺激下,不同基因型的动物发病率不同。

真正具有遗传性的肿瘤仅是少数。人类某些肿瘤有明显的家族遗传倾向,如结肠多发性息肉病、乳腺癌、卵巢癌、视网膜母细胞瘤、肾母细胞瘤、神经纤维瘤病等。

遗传与肿瘤的关系有2种情况,遗传性肿瘤和遗传易感性,表现为:① 遗传性或家族性肿瘤综合征(inherited/familial cancer syndrome),即患者具有特定的染色体和特定的致病基因异常,肿瘤的发生与经典的遗传规律有关,这类肿瘤是少数。② 遗传因素对散发性(sporadic)肿瘤的影响是患者对某些肿瘤的发生具有易感性(susceptibility)。这种遗传易感性受多基因影响,这些肿瘤的发生与遗传没有直接关系,只是在机体抗肿瘤能力上受遗传因素影响,加上环境易感因素,使一些与生活习惯和饮食结构相关的肿瘤在同一家族的同一生活习惯和饮食结构的影响下,出现肿瘤的家庭聚集现象,现在认为是表观遗传影响,是肿瘤发病研究的前沿领域。染色体遗传与肿瘤的具体关系如下。

1. 常染色体显性遗传的肿瘤

只要致病基因由亲代传给子代,子代就会发病,如视网膜母细胞瘤、肾母细胞瘤、肾上腺或神经节的神经母细胞瘤、结肠多发性腺瘤性息肉病和神经纤维瘤病等。

2. 常染色体隐性遗传的遗传综合征

Bloom综合征,其累及DNA修复基因(如*BLM*),其患者易患白血病和其他实体肿瘤。Li-Fraumeni综合征,其累及*P53*基因,其患者易患肉瘤、乳腺癌、脑肿瘤、白血病等。

3. 常染色体显性遗传、隐性遗传与环境因素协同作用(多基因)

即遗传易感性,可出现家庭聚集现象,如乳腺癌、胃肠癌等。这些肿瘤的发生与环境因素中的生活方式和饮食结构有一定的关系。但是结直肠癌和乳腺癌与遗传因素的关系更为密切。研究发现,与遗传相关的结直肠癌的发生,其受累的基因是*MSH2*(染色体定位在2p16)。家族性乳腺癌的发生,其受累的基因是*BRCA1*(染色体定位在17q21)或*BRCA2*(染色体定位在13q12)。对有结直肠癌、乳腺癌家族史的患者可做染色体基因的筛查。

二、机体的抗肿瘤能力

1. DNA 损伤的修复

机体自身存在对损伤的DNA进行修复的机制,当机体接触到致癌物,并不幸造成DNA损伤后,该机制就会启动。如果这个机制失效,损伤的DNA无法修复,细胞就会出现恶变。但只是细胞的恶变,还不至于形成肿瘤,形成肿瘤还需要恶变的细胞具有持续存活和不断增殖的能力。

2. 肿瘤细胞的凋亡

癌基因与抑癌基因对肿瘤细胞的凋亡(apoptosis)有调控作用。抑癌基因有抗肿瘤发生的作用,促使恶变的细胞"自杀"(凋亡)。而癌基因则相反,不让恶变的细胞"自杀",恶变的细胞得以存活,进而增殖(详细内容见第四章)。

3. 抑癌基因

抑癌基因*P53*有"分子警察"之称,对细胞的增殖有调控作用。对反应性增生(即适应机体需要的增生),如损伤性修复,*P53*就会"放行",让细胞进行DNA合成和有丝分裂,实现增生;如是恶变细胞,则不"放行",将其阻止在DNA合成前期,阻碍其合成DNA,即便是少数恶变细胞实现了DNA合成,也禁止其进行有丝分裂,从而阻止肿瘤细胞的增殖,肿瘤也不能发生。研究表明,很多发生肿瘤的患者,其*P53*基因功能是缺失的。

4. 端粒

端粒是染色体末端的结构,细胞增殖一次就会缩短消耗一点,当端粒缩短到临界长度,细胞就不能增殖。因此端粒对肿瘤的增殖有限制的作用。

肿瘤发生时,端粒酶活化,消耗的端粒得以合成,肿瘤细胞得以无限制增生(详细内容见第四章)。

5. 抑制肿瘤血管形成

恶性肿瘤能够诱导机体产生血管以提供所需营养。当肿瘤增长到一定大小,通常是长径或厚度达2 mm时,其必须诱导宿主产生血管以提供营养。因此,如果抑制肿瘤血管形成,肿瘤细胞的生成和丢失平衡,肿瘤就无法增长。机体通过对生长因子信号转导的阻断和抑素的作用抑制肿瘤血管形成。

　　肿瘤发生时,当肿瘤细胞能合成分泌TAF时,肿瘤组织即可诱导宿主产生血管,常可见肿瘤局部血管的密集分布。前文中提到的VEGF和FGF是较为常见的肿瘤血管生成因子。由于肿瘤异质性的存在,个体间相关分子的表达差异决定了肿瘤演进速度和转归的不同。

　　6. 免疫细胞

　　机体的免疫细胞可以直接攻击和杀灭肿瘤细胞。起到重要作用的免疫细胞有细胞毒性T淋巴细胞(cytotoxie T lymphocyte,CTL)和自然杀伤细胞(natural killer cell,NK)。此外,免疫监视对防止肿瘤的发生也起到重要作用,机体免疫功能低下时更容易发生肿瘤。

　　(1)抗肿瘤的免疫效应机制

　　细胞免疫为主,如CTL细胞、NK细胞和吞噬细胞。

　　体液免疫为辅,激活补体,介导NK细胞参加抗体介导的细胞毒作用(antlbody-dependent cell-mediated cytotoxcity,ADCC)。

　　(2)免疫监视

　　免疫缺陷和接受免疫抑制剂治疗的患者易发生恶性肿瘤,如AIDS患者,淋巴瘤发生率增高。

　　肿瘤具有免疫逃避能力,表现为:① 肿瘤在生长过程中,为了逃避宿主免疫细胞的杀伤作用,能够使肿瘤细胞抗原的表达丧失或减少,来逃避CTL的攻击。② 肿瘤产物能够抑制免疫反应,如肿瘤生长因子 β (TGF-β)。

　　在机体对肿瘤形成影响的内因中,免疫因素尤其重要,穿插在肿瘤形成的各个阶段。尤其是肿瘤形成的早期阶段,如肿瘤细胞游走在血循环中,可以被宿主的单核巨噬细胞和NK细胞识别歼灭,在细小癌灶形成时,也有淋巴细胞在病灶聚集。肿瘤生长加快,形成明显的瘤块时,常常是机体免疫功能防线即将失守的表现。一旦瘤体达到一定的大小(长径＞2 cm),机体通过免疫反应机制消除肿瘤的作用是有限的。然而,免疫反应依然在延缓肿瘤生长,在维持肿瘤细胞的生存与丢失的平衡和肿瘤转归中起到重要的作用。

第三章
肿瘤的发生与发病

第一节 肿瘤的发病条件

一、概念

疾病的发病条件与病因是不同的概念,有时两者容易混淆。疾病的发病条件在没有病因作用下,是不会引起相应疾病的。但是在病因作用下,发病条件可以促使疾病的发生。简而言之,就是为疾病发生创造了条件。

动物实验表明,胃黏膜损伤是一种胃癌的发病条件。当胃黏膜反复损伤时,胃黏膜就会不断地修复,这种修复是通过细胞增生实现的。增生的细胞在DNA合成时,容易受到致癌物干扰,增生越频繁,DNA合成时受致癌物影响引起DNA损伤的概率就越高,为胃癌的发生创造了条件。这种发病条件与胃黏膜的损伤程度有关。当胃黏膜中度或重度损伤时,胃黏膜胃小凹腺颈部的生发细胞(腺颈部干细胞)裸露(图3-1),此时这些生发细胞更易受到致癌物的攻击。

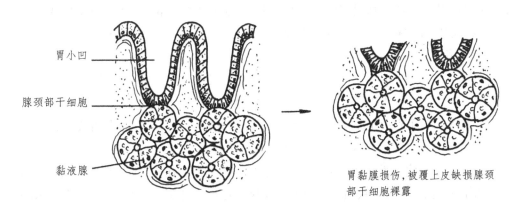

胃小凹

腺颈部干细胞

黏液腺

胃黏膜损伤,被覆上皮缺损腺颈部干细胞裸露

图3-1 损伤使胃小凹腺颈部干细胞裸露

如果没有致癌物(病因)存在,没有基因损伤和调控异常,这些损伤并不会引起胃癌发生。这就是发病条件。

二、肿瘤发病条件

肿瘤的发病条件常有以下几个方面。

1. 持续性慢性损伤

反复的损伤引起持续不断的再生性修复,持续增生的细胞在DNA合成时受致癌物影响引起DNA损伤的概率增加。如经久不愈的溃疡、长期饮用烈酒等。

动物实验表明,40%乙醇浓度的酒可以使胃黏膜中度损伤,60%乙醇浓度的烈酒可使胃黏膜重度损伤,在致癌物的同时作用下,会进一步使胃癌发病率升高。

2. 慢性炎症的增生

增生是慢性炎症最主要的病理变化。在慢性炎症时,由于持续的慢性增生,使DNA合成过程更容易受致癌物干扰,DNA损伤的概率升高。

3. 慢性炎症的化生

如慢性子宫颈炎时子宫颈的鳞状上皮化生、慢性支气管炎时支气管黏膜的鳞状上皮化生、慢性胃炎时的肠上皮化生。化生本身并不会直接引起肿瘤发生。化生也是一种分化,同样受癌基因与抑癌基因的协同调控,但反反复复的化生,会增加调控发生异常的概率。如果出现分化的调控异常,即可在化生病变的基础上,出现细胞形态分化偏离常态,在形态上表现出不典型增生,即癌前病变。

4. 纤维性修复时组织结构的改变

纤维性修复又称不完全再生,既有实质细胞的增生,又有纤维组织的增生。在肝硬化时,增生的纤维组织破坏肝组织结构,形成假小叶,肝内微循环发生变化,使致癌物更易聚集,对增生的肝细胞的影响增大。

5. 激素水平增高引起的增生

单纯地将雌激素作为乳腺癌的病因是不准确的。雌激素的作用是刺激乳腺腺体的增生,增生受癌基因与抑癌基因调控,若癌基因与抑癌基因功能正常,不会发生癌变。如青春期女性的乳腺腺体在雌激素作用下大量增生,由于此时的癌基因与抑癌基因的功能正常,仅使乳腺正常发育。因此,雌激素对乳腺癌发生而言是一种发病条件。

雄激素与前列腺癌发生有关。雄激素可以使前列腺增生。正常情况下,老年人雄激素合成减少,雄激素的前体雌激素水平增高,可通过增强前列腺上皮细胞双氢睾酮受体表达,增加双氢睾酮,进而促进前列腺增生。因而,将雄激素的改变视为肿瘤发病条件更为合理。

6. 癌基因与抑癌基因功能异常时的妊娠期乳腺增生

当癌基因与抑癌基因功能正常时,妊娠是不会导致乳腺癌发生的。在癌基因与抑癌基因功能异常的前提下,妊娠导致的乳腺增生为乳腺癌的发生创造了条件。如炎症性乳腺癌与妊娠有关,起病急,预后差,常发生在妊娠哺乳期,急性炎症反应是该种乳腺癌的伴随病变。

7.异常受精时绒毛组织的退行性变化

在异常受精时,精子进入一个空卵中,2组染色体均来自父方,缺乏母方功能性DNA。或在单倍体的卵子里,精子自行复制为2组染色体,形成三倍体。机体对于这种异常受精是不能任其发展的,机体通过使绒毛组织发生退行性变化,破坏绒毛的结构来阻止胎儿形成(这种功能是生物在进化过程中实现的)。在绒毛退行性变化的过程中,滋养叶细胞高度增生形成肿瘤,形成成熟葡萄胎或不成熟葡萄胎(恶性葡萄胎)。

在临床上,肿瘤的发病条件有时以疾病的形式出现。这种癌前条件称为癌前疾病或癌前状态(precancerous condition)。它和癌前病变(precancerous lesion)是不同的概念。

第二节　癌前病变与肿瘤发生

癌前疾病与癌前病变是不同的概念,许多教科书已经意识到不同,但仅为名称的不同,列举的例证还是一样,并没有把这两个概念区分出来,现分别进行阐述。

一、癌前疾病

癌前疾病(precancerous condition)相当于肿瘤发生的条件,又称癌前状态,是指其发生癌的概率从统计学的角度上讲,比正常人群高一些,但是这个疾病和癌的发生并非是必然的关系,仅是作为发病条件,即便是这个疾病持续存在也并不一定会发生癌。比如慢性子宫颈炎、子宫颈糜烂(宫颈柱状上皮异位)、纤维囊性乳腺病、慢性萎缩性胃炎、胃溃疡、肥厚性胃炎、疣状胃炎、残胃等。

子宫颈糜烂是个假象,它是在激素影响下,宫颈管的柱状上皮移向子宫颈替代了原来的复层鳞状上皮。由于单层的柱状上皮比较薄,黏膜下的血管透见,而使那里的黏膜呈粉红色,好似上皮缺损似糜烂,故称子宫颈糜烂,实际是假性糜烂(图3-2),本质是宫颈管的柱状上皮向宫颈移动。

子宫颈糜烂与子宫颈癌发生的关系仅是一种发病条件。

这种柱状上皮的移动是由宫颈管口的储备细胞分化得来的,这种分化同样受癌基因与抑癌基因调控。若癌基因与抑癌基因功能正常,这种上皮移动不会癌变。只有在癌基因与抑癌基因不稳定的情况下,在柱状上皮转变为鳞状上皮的过程中,细胞分化出现异常进而导致

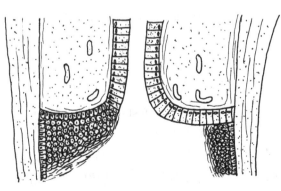

图3-2　子宫颈糜烂

上皮细胞不典型增生,由此才可能癌变。因此有可能癌变的关键点是不典型增生,不典型增生是癌前病变。

二、癌前病变

癌前病变(precancerous lesion)是指具有癌变潜在可能性的良性病变,如果这个病变持续存在,就有可能发展为癌,是癌发生前的一个阶段。从肿瘤的防治出发,对癌前病变的早期诊断和早期治疗对防止肿瘤的发生有重要的意义。

病变(lesion)这个变化是形态上的概念,是形态学上看得见的具体病变,通常是一个病理概念。

常见的癌前病变有:① 黏膜白斑(leukoplakia),表现为鳞状上皮过度增生、过度角化而形成的白色斑块,过度增生的细胞伴随不典型增生,常发生在口腔、女性外阴,据统计,口腔中发生的黏膜白斑,有30%会发生癌变,而对已经发生外阴癌的患者的调查显示,有50%的患者曾经有过黏膜白斑。② 慢性子宫颈炎伴不典型增生(包括子宫颈糜烂伴不典型增生)。③ 纤维囊性乳腺病伴不典型性增生,增生的腺管有异型性。④ 慢性萎缩性胃炎伴不典型增生(包括肠化生伴不典型增生)。⑤ 慢性胃溃疡再生性增生伴不典型增生。

总而言之,癌前病变常表现为不典型增生,已经有癌基因与抑癌基因在细胞增生和分化的调控上开始出现异常,表现为细胞增生和细胞分化的异常而出现过度增生和一定的异型性。这种病变如持续存在,就有可能发展为癌,是癌发生前的一个阶段。不典型增生是病理形态学概念,是重要的癌前病变。

常见的癌前病变如下。

1. 不典型增生(dysplasia)

不典型增生是指细胞在增生的过程中,组织与细胞的形态出现异型性。调控细胞分化的基因出现偏差,细胞分化成熟受到一定抑制,如果基因进一步出现异常,就出现癌变。

根据组织细胞的分化、异型性大小、异型细胞所占据的层次,不典型增生可分为轻度、中度和重度。如果异型细胞占据黏膜的全层,即是原位癌(图3-3)。

2. 原位癌(carcinoma in situ)

原位癌的癌细胞占据黏膜的全层,没有突破基底膜。原位癌的发展可以长期保持现状,也可以发展为浸润癌,时间需要10～20年,所以一旦发现还是要积极处理。根据显微镜下观察,原位癌还没有表现出恶性肿瘤的生物学行为,将其称为癌有点过激,对患者的心理会产生不良影响,现在主张把它和不典型增生一起称为上皮内瘤变。

3. 上皮内瘤变(intraepithelial neoplasia)

上皮内瘤变即是不典型增生加原位癌。上皮内瘤变根据分化程度分为低级别和高级别。轻中度不典型增生为低级别上皮内瘤变;重度不典型增生和原位癌,属于高级别上皮内瘤变。用高级别上皮内瘤变替代原位癌的名称,可以减轻患者心理压力。低级别上皮内瘤变患者要积极随访,而高级别上皮内瘤变要积极处理。

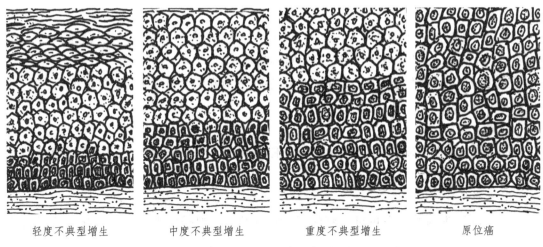

| 轻度不典型增生 | 中度不典型增生 | 重度不典型增生 | 原位癌 |

图3-3　黏膜上皮轻、中、重度不典型增生及原位癌

第三节　肿瘤细胞的发生

机体内各种组织和细胞,原则上都有发生增生的可能性,但只有那些发生异常增生的细胞才会终变为肿瘤,肿瘤细胞的始发来源有以下几种情况。

1. 来自其原位的细胞和组织

如纤维肉瘤来自纤维组织,腺癌来自腺上皮细胞。

一般认为,其组织发生是原有细胞去分化的结果;亦有人认为,肿瘤细胞是组织中的未分化细胞及贮备细胞增生的结果。

2. 来自"胚胎残留"细胞

这是指少量胚胎性细胞在发育过程中不能很好分化而转变为恶性肿瘤细胞的情况。一般认为,"胚胎残留"细胞比正常体细胞更易恶变。如神经母细胞瘤、肾母细胞瘤、肝母细胞瘤和视网膜母细胞瘤等。

3. 来自先天性发育异常

如少数交界痣可恶变为黑色素瘤。

4. 来自修复性增生

如畸形性骨炎(Paget病)中成骨细胞持续性增生而发展为肿瘤;又如肺的疤痕癌,肿瘤来自陈旧疤痕,往往是在陈旧结核性疤痕中发展形成腺癌。

5. 来自某些病理性增生

如子宫内膜增生,增生调控异常引发的子宫内膜癌;肝炎后肝硬化导致肝细胞代偿性增生,增生调控异常引发的肝癌。

6. 来自化生组织

如支气管黏膜上皮的鳞状上皮化生,增生与分化的调控异常引发的支气管鳞状上皮细胞癌;子宫颈内口上皮鳞状化生引发的子宫颈鳞癌。

但必须指出,多数情况下化生并不发生癌变,只有在增生与分化的调控出现异常时,才可能发生癌变。

7. 来自癌前病变

如口腔或外阴白斑,易罹患鳞状上皮细胞癌;胃黏膜上皮异型增生(一种胃黏膜上皮不典型增生的类型),在此基础上易引发胃癌。

8. 来自良性肿瘤

乳房的纤维腺瘤少数可进一步转变为纤维肉瘤;神经纤维瘤少数转化为神经纤维肉瘤。

第四节 肿瘤细胞发生的起源

关于肿瘤细胞发生的起源是单中心发生,还是多中心发生,尚存在不同看法,归结起来有以下3种观点。

一、单中心起源观点

即起源组织是一个单独的细胞。单个细胞单克隆增生,细胞繁殖成细胞群,在此基础上形成肿瘤。这就是肿瘤发生的单中心起源观点或单克隆学说。

在早期研究中,Cohnheim认为肿瘤起源于胚胎时期所残留的细胞,在某种因素刺激下,此种细胞发生的肿瘤被认为是单中心起源。

二、多中心起源观点

对食管癌、支气管癌、乳腺癌和子宫颈癌作多处活组织取材检查,可以在不连续的区域发现多个原位癌,这些都是支持肿瘤多中心起源观点的证据。

多中心起源是指肿瘤起源是多中心的,不是单个细胞癌变,而是在某区域里,多个细胞癌变,在生长中融合成为一个肿块。

三、单中心或多中心起源共存观点

肿瘤的起源不但可以是单中心也可以是多中心,其周围的细胞也可相继转化,恶变为新的肿瘤细胞。有人观察到恶性肿瘤和周围正常组织之间常无明确的界限,且可以见到正常组织向肿瘤细胞过渡的区域。

例如口腔癌,其发生既有单中心起源,又有多中心起源。

对肝细胞癌研究的统计资料表明,无肝硬化的肝癌,以单中心起源为多;伴肝硬化的肝癌,则以多中心起源为多。早期肝癌,或小肝癌,是研究肝癌起源较为理想的材料,在应越英对20例小肝癌的统计中,有18例为单个结节,只有2例为2个结节。其中1例有2个结节者,术后AFP转阴已达2年之久,然后又复上升,第二次手术又发现1个癌肿。这个病例似乎证明了肿瘤多中心起源的观点,但尚需排除肿瘤早期转移的可能。

还需要注意的是,多灶性癌与癌的多中心起源说,两者不是完全相同的概念。多灶性癌为多中心起源,但多中心起源的癌不一定表现为多灶性癌。有些小癌灶较早融合成一个癌灶,表现为单发癌,微小胃癌即是这种情况。多灶性癌的组织类型可相同也可不相同。单个癌灶也可有不同的组织类型,被视为多中心起源的结果。

综上所述,肿瘤发生的单中心起源与多中心起源并不对立,肿瘤的发生既可以是单中心起源,也可以是多中心起源。

第五节 肿瘤发生形式与多阶段论

一、肿瘤发生形式

关于机体在致癌因素作用下,肿瘤的发生形式至今仍不是很清楚,在动物诱癌实验中得出下列见解:

(1)正常组织在致癌因素的一次作用下,经过一个癌前期阶段,最后发生癌变(图3-4a)。

(2)正常组织在致癌因素的多次作用下,经过一个癌前期阶段,最后发生癌变(图3-4b)。

(3)正常组织由一种致癌因素于诱癌的整个过程中分成几个阶段,分别单次作用,使细胞发生多次突变,最后发展为癌(图3-4c)。

(4)正常组织由一种致癌因素于诱癌的整个过程中分成几个阶段,分别多次作用,使细胞发生多次突变,最后发展为癌(图3-4d)。

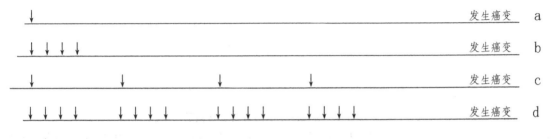

↓:致癌因素一次作用。

图3-4 致癌因素与肿瘤发生形式

　　事实上,在肿瘤的发生过程中,除了有致癌因素的作用外,还有环境中的促瘤因素的作用,使肿瘤的发生呈2个阶段(二阶段学说)或多个阶段(多阶段论)形成。

二、肿瘤发生的多阶段论

1. 多步癌变的分子基础

多阶段论认为,单个基因的改变不能造成细胞完全恶化,要有多个基因的改变,即多个癌基因激活或更多肿瘤抑制基因的丧失,阶梯性积累起来,肿瘤才得以发生。

2. 二阶段学说

Berenblum 提出的二阶段学说认为肿瘤发生需要激发与促发两个过程。激发过程是短暂的,大多不可逆,促发则很长,需10～20年(图3-5)。

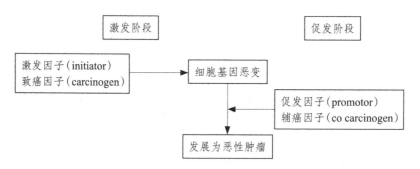

图3-5　肿瘤发生的激发与促发阶段

　　不论是何种致癌因素,肿瘤的发生都必须经过一个相当漫长的潜伏期,这是一个普遍现象。潜伏期的长短取决于致癌物的种类、暴露剂量、靶细胞和宿主种系的不同。

　　早在1964年,Boutwell 总结了用煤焦油结合巴豆油刺激兔子耳朵引发皮肤鳞状上皮细胞癌实验,验证了肿瘤发生的激发与促发二阶段学说(图3-6)。

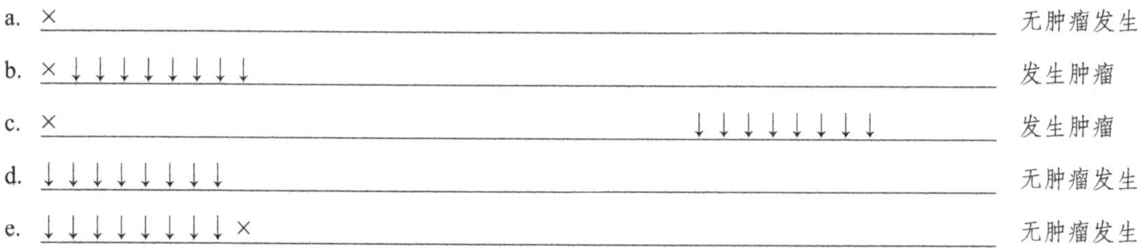

a.　×　　　　　　　　　　　　　　　　　　　　　　　　　　　无肿瘤发生

b.　×↓↓↓↓↓↓↓↓　　　　　　　　　　　　　　　　　　　发生肿瘤

c.　×　　　　　　　　　　　　　　　　　↓↓↓↓↓↓↓↓　发生肿瘤

d.　↓↓↓↓↓↓↓↓　　　　　　　　　　　　　　　　　　　无肿瘤发生

e.　↓↓↓↓↓↓↓↓×　　　　　　　　　　　　　　　　　　无肿瘤发生

　　×:激发剂为多环芳烃化合物,用次致癌量。

　　↓:促发剂为巴豆油。

　　___:实验时间轴。

图3-6　肿瘤发生的激发与促发实验

　　实验组a仅有致癌物作为激发剂涂抹兔子耳朵,没有结合促发剂巴豆油的涂抹,没有肿瘤发生(多环芳烃化合物为完全致癌物,既有激发作用,又有促发作用,实验中用的是次致癌量,其仅起到激发作用)。

　　实验组b先用多环芳烃化合物作为激发剂涂抹兔子耳朵,再用巴豆油作为促发剂,每周2次,连续4周,涂抹同一部位。实验组发生肿瘤。

实验组c先用激发剂,经过一段时间以后再用促发剂,实验组发生肿瘤。

实验组d仅仅用促发剂巴豆油,无肿瘤发生,表明单纯巴豆油无致癌作用。

实验组e先用促发剂巴豆油,后用激发剂(多环芳烃化合物),实验组无肿瘤发生,说明肿瘤发生需要先用激发剂,后用促发剂。

上述现象也可从其他器官组织的实验性诱癌过程进一步得到证实,如膀胱癌、肝癌、食管癌、乳腺癌等。

二阶段学说的可能机制是:激发过程是由致癌物引起的不可逆的过程,使得一种原癌基因突变性活化(如RAS基因)。这种突变可遗传给子代细胞,完成激发;促发过程是将细胞内信号转导通路的关键成分,蛋白激酶C活化,并使细胞分泌某些生长因子,促进突变细胞克隆性生长(增生),抑制其分化。

根据肿瘤发生的二阶段学说,致癌物可以分为完全致癌物和不完全致癌物。完全致癌物既有激发作用又有促发作用;不完全致癌物仅有激发作用而无促发作用,需要促癌物的协同作用才能致癌。

3. 多阶段论的结直肠癌多步骤发生模式

结肠癌发生前,常常有一个结肠腺瘤的阶段,在腺瘤的基础上发生腺癌。表现出结肠癌发生的多阶段的演变。只有少数肿瘤像结肠癌一样能较清楚地表现出多步骤癌变的路径。在从结肠的正常上皮增生、腺瘤到结肠癌的演进过程中,首先发生肿瘤抑癌基因APC(位于5q21区,有控制细胞死亡并且成长的功能)的灭活(二次突变),然后是RAS基因的活化,再接着是18号染色体长臂上SMAD2和SMAD4的丢失。最后进入关键点,如果P53基因进一步灭活,则发生结肠癌;如果P53基因未发生突变,则腺瘤老化,不发生腺癌(图3-7)。

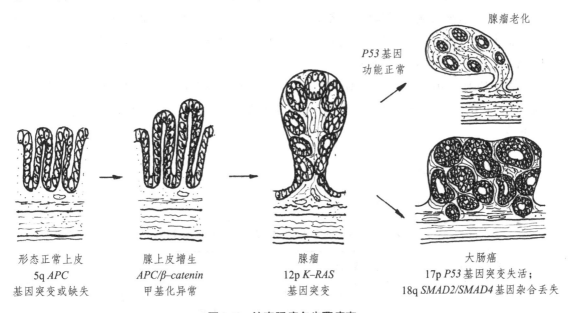

图3-7 结直肠癌多步骤癌变

第四章

肿瘤发生的分子生物学机制

第一节　肿瘤发生机制的理论与学说

从肿瘤发生的起始环节来说,肿瘤是一种基因病。这种基因损伤少数是遗传因素导致的,绝大多数是环境因素造成的基因损伤,因此肿瘤又可以说是一种环境性疾病。这种基因损伤的位点与肿瘤相关的可以归结为4种正常调节基因的改变:① 激活促进生长的原癌基因。② 灭活控制生长的抑癌基因。③ 引起调控程序性细胞死亡(凋亡)基因的功能异常。④ DNA修复基因的功能异常。

癌基因与抑癌基因参与凋亡的调控中,原癌基因的激活最为重要,因为原癌基因的突变是显性的,而肿瘤抑癌基因与DNA修复基因的突变一般是隐性的。凋亡调节基因的改变类似于癌基因与肿瘤抑癌基因。DNA修复基因的突变一般不直接引起细胞的转化,而是由于DNA修复失效而出现细胞的转化。

肿瘤基因学说的提出,对于阐明肿瘤的发病有着里程碑的意义。但肿瘤发病机制的研究是个漫长的道路,发展到今天,曾经经历过几个阶段,有过众多学说,印证了肿瘤发病研究的发展。

一、细胞癌变研究的历史回顾

表4-1列出了以往主要的细胞癌变学说及其基本理论。

表4-1　以往的主要细胞癌变学说及其基本理论

学说名称	年份,提出者	观　点
胚胎迷芽学说	1889年,Coheim	肿瘤是胚胎发育过程中组织的迷离,在一定的因素影响下发展成为肿瘤

学说名称	年份,提出者	观　点
异常细胞呼吸学说	1926年,Warbury	肿瘤细胞无氧酵解增加,正常呼吸过程减弱,因而认为异常细胞呼吸是癌变的本质
体细胞突变学说	1929年,Boveri 1962年,Bruckey	由于染色体畸变、基因突变而导致细胞癌变
膜系统异常学说	1963年,Pilot	癌变的关键不在于核DNA,主要是细胞膜系统的异常而使mRNA功能失效而导致细胞癌变
癌基因活化学说	1962年,Busch 1974年,Hidematsu	所有正常细胞中都有"癌基因"的存在,平常受抑制而不表达,当被某些刺激因子激活,则导致癌变
病毒基因插入学说	1969年,Huebner 1971年,Temin	致瘤DNA病毒或致瘤RNA病毒,后者逆转录为相应的DNA,插入宿主细胞的基因组,在一定的条件下,导致癌变

1. 胚胎迷芽学说

胚胎迷芽学说认为肿瘤的发生是胚胎组织在发育过程中,成熟方向发生了迷离,出现差错,在一定因素影响下,转化为肿瘤组织。这个学说基于某些胚胎性肿瘤。这种学说并不能解释其他多数肿瘤的发生。

2. 异常细胞呼吸学说

该学说认为,肿瘤的发生是细胞代谢方式出现异常的结果。在异常细胞呼吸时无氧酵解增加,而正常细胞代谢的主要方式有氧代谢减弱或消失,从而导致肿瘤的发生。此学说错误地颠倒了因果关系。肿瘤的本质是细胞的异常增生,其中最为重要的表现便是分化异常。即表现为不能分化成熟或者逆分化,使得细胞代谢异常,无氧酵解增强,这种表现是肿瘤发生的结果,而不是原因。即便在有氧情况下,这种肿瘤细胞的代谢方式也表现为无氧酵解。

3. 体细胞突变学说

该学说认为,肿瘤的发生是染色体畸变(1929年)、基因突变(1962年)导致的。从肿瘤发生机制来看,该学说基本是正确的,但是在肿瘤基因学说提出后,教科书上不再提及这个学说。但实际上,肿瘤基因学说的提出,根本不能推翻这个学说,两个学说并不矛盾,肿瘤基因学说的提出,使体细胞(基因)突变学说更加精确,也就是说体细胞基因突变的位点在肿瘤基因上,使肿瘤发生。如果体细胞基因突变的位点不在肿瘤基因上,而是在其他位点上,也许会患代谢异常疾病,或自身免疫性疾病。

4. 膜系统异常学说

该学说认为癌变的关键不在于核DNA,主要是细胞膜系统的异常使mRNA功能失效而导致细胞癌变。该学说在多数肿瘤,尤其是环境因素造成的肿瘤上的认识错误为还存在一定的不完整性。肿瘤的分化异常可以表现为细胞膜结构的分化不成熟,如细胞受体表现异常,是肿瘤发生的结果,而不是原因。但是,在肿瘤发生中,细胞膜结构的分化不成熟,又可促使肿瘤的进一步发生。

5. 癌基因活化学说

该学说认为所有正常细胞中都有"癌基因"的存在，平常受抑制而不表达，以保证生理功能。当被某些刺激因子激活后，则导致癌变。癌基因活化学说的提出，使肿瘤发生机制的研究进入崭新的阶段。

6. 病毒基因插入学说

致瘤DNA病毒或致瘤RNA病毒（后者逆转录为相应的DNA）插入宿主细胞的基因组，在一定的条件下导致癌变。病毒基因插入学说，可以与体细胞（基因）突变学说和癌基因活化学说统一起来，这种病毒基因的插入，使体细胞基因发生突变，而这种基因突变的位点与癌基因活化相关。

综上所述，关于肿瘤发生的各种学说可以找到共同点即基因损伤。

二、有关细胞癌变的分子病理学说

无论是化学致癌因子、致瘤病毒或电离辐射物理因子等，均由于作用于细胞的生物大分子（如核酸、蛋白质）或其他细胞成分，造成细胞遗传信息的传递错误，最终引起细胞分裂失控、异常分化和破坏性生长等结果。这一过程可以综合为两大学派的基本观点，即：体细胞基因突变学说和基因表达失调学说。

1. 体细胞基因突变学说（mutation hypothesis）

指化学致癌物质或物理因素引起基因中DNA碱基顺序的改变，或外来基因（肿瘤病毒片端）引入细胞基因，从而使体细胞基因突变，最终导致细胞癌变。这种学说能将不同致癌因素的作用在发病机制的基础上统一起来。

2. 基因表达失调学说（epigenetic hypothesis）

该学说认为癌变的原因不是基因本身改变，而是由于致癌物质的作用引起基因表达的调控失常，特别是细胞生长、分裂、分化等调控失常，最终导致细胞持续分裂并失去分化成熟的能力，从而发生癌变。某些恶性肿瘤可以逆转为良性肿瘤的事实支持这一假说。

综合两个学派的观点，上述2种机制并非截然分割，在某些肿瘤可能同时存在，也可能不同的致癌物具有不同的致癌机制。因此可以将癌瘤分为2种类型：由基因组改变引起的肿瘤以及基因表达失调引起的表现型肿瘤。但绝大多数肿瘤，尤其是环境因素造成的肿瘤通常与体细胞基因突变学说相关。

肿瘤发生与肿瘤基因密切相关，自从肿瘤基因学说提出后，上述2种学说在教科书上被其他学说包含和取代。

3. 肿瘤基因学说（oncogene hypothesis）

一般认为宿主体内正常细胞中有肿瘤基因存在，只是处于抑制状态。一旦外界各种因素刺激细胞，激发肿瘤基因，在基因变化的前提下，细胞DNA结构改变，影响蛋白质和酶的代谢，导致细胞恶化和转变。

肿瘤基因学说的提出是上述两个肿瘤发生的传统学说(即体细胞基因突变学说和基因表达失调学说)的继承和发展,使这两个学说精确化,也就是体细胞突变的位点在肿瘤基因上,而表达失调的位点也是在肿瘤基因上。

1)癌基因

癌基因(oncogene)是在用逆转录病毒引发动物肿瘤的实验中,研究其致瘤机制时认识到的。一些逆转录病毒能引起动物肿瘤或体外细胞培养致使细胞恶性转化(图4-1)。在研究其致瘤机制时发现,逆转录病毒基因组中含有某些RNA序列,与致瘤或细胞恶性转化相关,称为病毒癌基因(viral oncogene)。

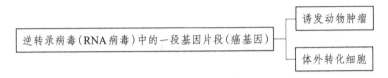

图4-1　逆转录病毒诱发肿瘤及转化细胞

后来,在人体正常细胞基因组中发现了与病毒癌基因十分相似的基因序列,并认为人体正常细胞具有癌基因。这些基因是细胞中能够促进细胞自主生长的基因。其在正常细胞内非突变(非激活)的对应基因称为原癌基因(proto-oncogene),以示区别。

(1)原癌基因、癌基因及其产物

正常细胞中的DNA中,与上述病毒基因片段几乎完全相同的DNA序列,称为细胞癌基因,如*RAS*,*MYC*等。

癌基因有激活与非激活2种形式。正常细胞即有癌基因,只是以非激活形式存在,为了与活化的癌基因区别,有时把没有激活的癌基因称为原癌基因。原癌基因编码的蛋白质大多是一种受体,是一种对正常细胞生长十分重要的细胞生长因子和生长因子受体,如成纤维细胞生长因子,表皮细胞生长因子等(详见本章第四节)。

(2)原癌基因的激活

原癌基因可通过基因的结构改变被激活,成为活化的癌基因(图4-2)。

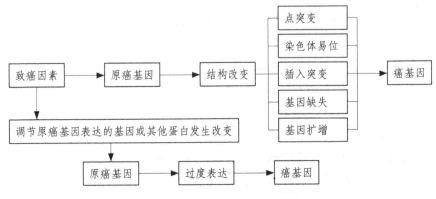

图4-2　原癌基因活化为癌基因

2）肿瘤抑制基因

（1）与癌基因相反，肿瘤抑制基因产物能抑制细胞的生长，若其功能丧失则促进细胞的肿瘤转化。

（2）肿瘤抑制基因产物都是以转录调节因子的方式控制细胞生长的核蛋白（详见本章第四节）。

第二节　环境因素引起体细胞基因突变的机制

一、化学致癌物引起体细胞基因突变的机制

1. 化学致癌物与生物大分子结合的形式与结合靶点

（1）结合形式

化学致癌物与生物大分子的结合，主要有2种形式，即共价结合与嵌入。小分子致癌物以共价结合为主，与核酸链上的碱基共价结合；而大分子致癌物以嵌入的方式，嵌入在核酸链中。有的致癌物可以通过上述2种形式结合。

（2）结合靶点

大多数化学致癌物具有亲电子结构的化合物（环氧化物、硫酸酯基团），能与细胞大分子亲核基团（DNA分子中，鸟嘌呤的N-7C-8、腺嘌呤N-1N-3、胞嘧啶N-3）共价结合使DNA损伤，表现为无秩序联接和碱基配对错误。

2. 化学致癌物攻击生物大分子引起靶分子损伤的生物效应

1）基因突变（点突变）

广义点突变（point mutation）可以是碱基替换，单碱基插入或碱基缺失；狭义点突变也称作单碱基替换（base substitution）。本书所讨论的基因突变为广义点突变的概念。

（1）移码突变（frame-shift mutation）

移码突变是指DNA分子由于某位点碱基的缺失或插入，引起阅读框架变化，造成下游的一系列密码改变，使原来编码某种肽链的基因变成编码另一种完全不同的肽链序列，产生异常的基因产物。如芳香胺类致癌物嵌入或以共价结合（图4-3）。

（2）碱基置换突变（base rubstitution mutation）

核苷酸烷化修饰后容易引起碱基的错误配对，最终通过遗传密码的改变形成突变产物而引起细胞转化，如烷化核苷（图4-4）。

2）脱嘌呤（depuriration）

核苷酸被烷化后，甲基化嘌呤碱可以从DNA链上脱位。用14C-二甲基亚硝胺处理大鼠可通过标记甲基鸟嘌呤检测到排出的脱嘌呤的DNA。

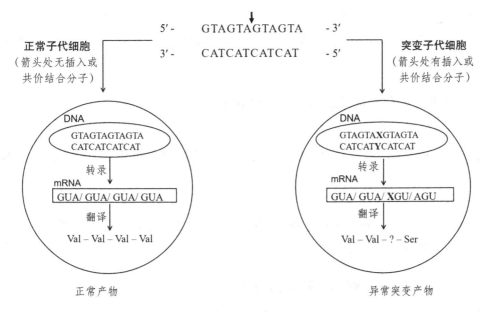

图4-3　移码突变

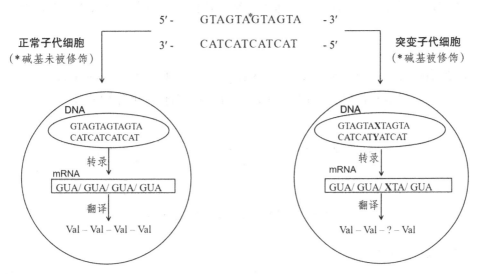

图4-4　碱基置换突变

3）断链（strand break）

亚硝胺、偶氮染料可致双链断裂，有的导致单链断裂。双链断裂可引起碱基配对的错误，故一次作用的致癌率高。

4）变性与解聚（denaturation and depolymerization）

大分子致癌物作用于鸟嘌呤C8，引起DNA的局部变性；许多金属离子，如二价的Cd，Co，Pb，Ni等与碱基结合也可导致局部变性。

5）交叉联结（cross link）

双功能烷化剂，有2个以上的功能基团，可引起双链分离、断裂、交叉联结，从而使相邻的核苷酸形成二聚体。

二、物理因素引起体细胞基因突变的机制

1. 紫外线

紫外线（ultraviolet, UV）可使DNA一条链中相邻的2个嘧啶形成二聚体，影响DNA双螺旋结构，造成DNA复制错误。

2. 电离辐射

电离辐射（ionizing radiation）包括X射线、γ射线、β粒子的辐射等。可引起染色体断裂、转位以及DNA的点突变等。

三、生物因素引起体细胞基因突变的机制

能够引起体细胞基因突变的生物因素主要是病毒。1808年，科学家发现白血病可由无细胞滤液诱发。1911年，实验证明，Rous肉瘤病毒可引起多种肉瘤。目前已知的动物肿瘤病毒有600多种，其中150多种可以在体外使细胞转化。这些病毒中，1/3为DNA病毒，2/3为RNA病毒。

1. RNA致瘤病毒

RNA致瘤病毒通过逆转录（reverse-transcription）或插入突变（insertional mutagenesis）的方式将病毒癌基因整合到宿主细胞的DNA中，使宿主细胞转化（图4-5）。

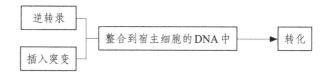

图4-5　RNA致瘤病毒使宿主细胞转化

（1）急性转化病毒

急性转化病毒直接含有病毒癌基因，其能通过逆转录的方式将病毒癌基因整合到宿主细胞的DNA中，引起细胞转化（图4-6）。

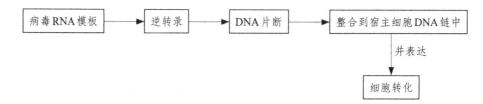

图4-6　急性转化病毒的细胞转化

（2）慢性转化病毒

慢性转化病毒不含病毒癌基因,含促进基因,可将促癌基因通过逆转录酶作用插入到宿主DNA链中原癌基因上或附近,使其突变或过度表达,使细胞转化(图4-7)。如人类T细胞白血病病毒(human T cell leukemia virus,HTLV)和人类T细胞淋巴瘤病毒(human T cell lymphoma virus,HTLV),可引起白血病和淋巴瘤。

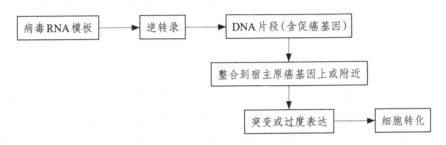

图4-7　慢性转化病毒的细胞转化

2. DNA致瘤病毒

有50多种DNA病毒可引起动物肿瘤。DNA病毒感染细胞后,可出现以下2种结果。

（1）引起宿主细胞死亡

病毒DNA未能整合到宿主细胞DNA中,但病毒在宿主细胞内大量复制,最终导致细胞死亡。

（2）引起细胞转化

病毒DNA整合到宿主细胞DNA中,作为细胞的基因加以表达,引起细胞转化。DNA致瘤病毒和RNA致瘤病毒中的慢性转化病毒一样,也不含病毒癌基因。病毒DNA整合到宿主细胞的DNA时,要恰好整合到宿主细胞的原癌基因中或附近时,才能使癌基因活化,引起细胞转化。

3. 病毒整合到宿主细胞致癌机制的几种学说

（1）前病毒学说

前病毒学说(provirus theory)认为,逆转录病毒是DNA前病毒。在逆转录病毒复制时,病毒RNA作为模板,通过逆转录酶的作用,形成病毒DNA,并使其带有致癌基因。同时,其在自身复制时,转录为病毒RNA,形成新的病毒颗粒(图4-8)。

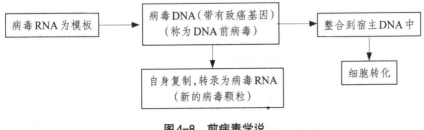

图4-8　前病毒学说

（2）原病毒学说

原病毒学说（protovirus theory）认为，只有特定多核苷酸片段的突变才能引起细胞转化，并将这些特定多核苷酸片段称为原病毒区。

Femin 发现内源性RNA病毒可从正常细胞基因组中发源和演化而成。说明细胞DNA的基因群组中，存在着能将遗传信息通过"DNA→RNA→DNA"传递的特定的多核苷酸片断（即原病毒区）。此特定的多核苷酸片断产生的内源性病毒和病毒复制的基因表达，也是化学或其他致癌因子攻击的靶点。只有引起特定片断（即原病毒区）的突变才能导致细胞癌变。

（3）肿瘤基因学说

肿瘤基因学说（oncogene theory）由Huebner在1969年提出，其认为病毒基因在生物进化过程的早期就成为细胞遗传的组成部分，以"垂直传播"的方式传递给子代细胞而不需要经过转录和逆转录来传递信息。因此，在正常细胞中就存在肿瘤基因，但处于抑制状态，只有在内外某种致瘤因素作用下才会被激活，导致细胞癌变。

上述学说在致癌机制上的共同点为：① 都强调病毒肿瘤基因的存在；② 都认为可产生内源性病毒；③ 都认为存在病毒颗粒与非病毒颗粒2种形式。

第三节　DNA 损伤的修复和修复失效

单纯的DNA损伤并不一定致癌，因为细胞中有修复机制。只有DNA损伤修复机制失效，受损而又没得到修复的这部分细胞不死亡、不衰老，并长期存在下去，才会在此基础上发生癌变。

除了第二节所述环境因素可引起DNA损伤以外，DNA还可以在机体细胞再生的DNA复制过程中出现错误，导致碱基的自发改变而出现异常。DNA的轻微损伤可通过DNA损伤修复机制加以修复，从而维持体细胞基因组的稳定。

一、DNA损伤的修复机制

1. 切除修复

切除修复（excision repair）是机体DNA损伤的最主要修复方式，在生物进化过程中，广泛存在于各种生物体中。切除修复主要有2种形式，即核苷酸切除修复（nucleotide excision repair）和碱基切除修复（base excision repair）。

核苷酸切除修复有以下几个步骤：识别与内切，去除受损片断，填补缺损和断链再接（图4-9）。其中有内切酶、外切酶、聚合酶和连接酶参与。内切酶具有识别损伤的DNA作用，着色性干皮病（xeroderma pigmentosum）患者由于缺乏内切酶，易患皮肤癌症和其他肿瘤。

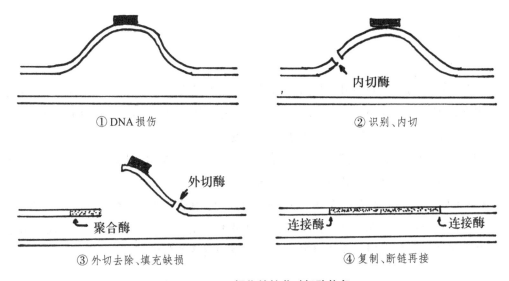

① DNA损伤　　　　② 识别、内切

③ 外切去除、填充缺损　　　　④ 复制、断链再接

图4-9　DNA损伤的核苷酸切除修复

2. 重组修复

重组修复是指双链DNA中的一条链发生损伤,在DNA进行复制时,由于该损伤部位不能成为模板,不能合成互补的DNA链,所以产生缺口,而从原来DNA的对应部位切出相应的部分将缺口填满,从而产生完整无损的子代DNA的这种修复现象。通过后复制修复可以得到"新"的DNA(图4-10)。这种修复的结果为一部分子代细胞恢复为常态细胞,一部分细胞表现为中毒性、突变性染色体损伤或癌变。

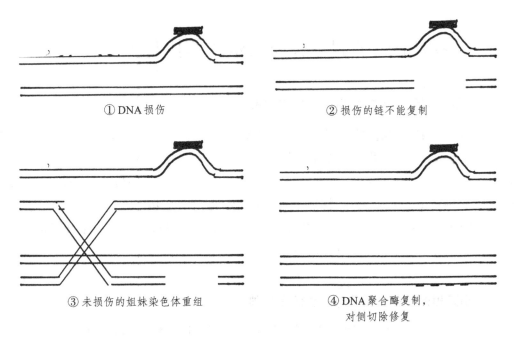

① DNA损伤　　　　② 损伤的链不能复制

③ 未损伤的姐妹染色体重组　　　　④ DNA聚合酶复制,
对侧切除修复

图4-10　重组修复

二、修复失效

1. 错配修复

在DNA修复的复制过程中,若出现碱基错配,而又没有被DNA多聚酶的校对功能排除,则出现错配修复(mismatch repair, MMR)。其是由纠正DNA复制期间所产生DNA错配的酶组成,预防分裂细胞中的突变成为永久性突变。

错配修复功能缺失:在错配修复的过程中,出现某一个MMR蛋白缺失,从而导致未能成功检测错误的情况被称为错配修复功能缺失。

微卫星(微卫星是在人的基因组中发现的一种串联重复DNA序列,如ATATATAT、CTCTCTCT、GGGG或AAAA)不稳定性:微卫星不稳定是基因组高频突变所致的分子表型,是由错配修复系统受损后无法修复微卫星区域的突变产生的。

2. 修复不及

DNA损伤超过负荷,来不及修复,即DNA损伤速度大于修复速度。

3. 遗传性DNA修复缺陷

遗传性DNA修复基因异常是指家族性的DNA修复基因突变导致的肿瘤发病率家族性升高的一组疾病。如着色性干皮病患者*ERCC2*(excision repair cross complementing group 2, *ERCC2*)基因异常,表现为缺乏内切酶,从而使DNA损伤的识别功能异常,不能修复紫外线导致的DNA损伤(TT二聚体形成),导致皮肤癌发生率升高,且发病年龄轻。患者的这一遗传缺陷,也会使其他肿瘤发生率升高。类似的还有*BRCA1/2*、*MRE*、*WRN*等DNA损伤修复相关基因。

第四节 细胞生长与增殖的调控与肿瘤发生

一、原癌基因活化与细胞生长因子信号

原癌基因是细胞增殖和分化的生理性调节基因。其编码的产物通常是生长因子、生长因子受体、信号转导蛋白以及核调节蛋白等。原癌基因一旦活化(可以是任何原因导致的持续激活)为癌基因则具有异常的促进细胞增生的能力,其编码的蛋白称为癌蛋白(oncoprotein)。癌蛋白可持续转化靶细胞,使得靶细胞自主生长,不再需要生长因子或者其他刺激信号,并且逃避细胞周期检查点。因此癌基因是由原癌基因衍生而来的具有转化细胞能力的基因。

1. 生长因子与生长因子受体的表现

➕ 相关知识 生长因子与生长因子受体

生长因子(growth factors)是由生理性增生、再生性增生等因素刺激细胞分泌的一类蛋白质,通

过与相应的靶细胞膜上的生长因子受体（growth factor receptor）结合产生相应的功能。如纤维性修复中的成纤维细胞、血管内皮细胞的增生。在正常情况下，生长因子和生长因子受体在细胞更新、炎症与修复中均起到重要作用。

（1）瘤细胞生长因子的自分泌及生长因子受体的过度表达

瘤细胞通过自身的生长因子受体合成分泌促进细胞生长的生长因子（瘤细胞的自分泌）。如在脑母细胞瘤中，*SIS*原癌基因编码的血小板衍生生长因子（platelet-derived growth factor，PDGF）和PDGF受体都有过度的表达。又如在许多肉瘤中，有转化生长因子-α（transforming growth factor-α，TGF-α）及其受体的过度表达。

在多数情况下，生长因子及其生长因子受体的基因并未发生突变，而是由于传导通路的改变造成生长因子及其受体的过度表达。

（2）生长因子受体基因的突变或重排也可引起细胞的转化

例如，90%以上的胃肠道间质肿瘤发现有编码干细胞因子受体*c-KIT*基因的突变（干细胞因子受体是一种酪氨酸激酶受体）。

对上皮生长因子（epidermal growth factor，EGF）家族受体的研究表明，编码此受体家族的基因有2个成员：① *ERBB1*（*EFGR*）基因；② *ERBB2*（*HER2/Neu*）基因。约80%的肺鳞癌和50%以上的胶质母细胞瘤有*ERBB1*基因的过度表达；约25%的乳腺癌、卵巢癌、肺腺癌及胃癌中有*ERBB2*基因的扩增。

2. 细胞信号转导——信号转导蛋白

➕ **相关知识**

　　信号转导蛋白（signal-transducing protein）是一种位于细胞膜内侧的膜结合蛋白，其作用是在细胞通过生长因子和生长因子受体的结合，接受到细胞外的生长信号后，通过第二信使系统将其转导到细胞核内，产生相应的生理功能。

RAS蛋白是*RAS*基因产物，是小的GTP结合蛋白。在受体酪氨酸激酶信号通路中，作为信号转导蛋白被活化，并激活下游分子。RAS的持续活化可以导致肿瘤发生，因此RAS被视为癌基因之一。

在癌基因中，某些癌基因编码的蛋白质也具有类似信号转导蛋白的功能，其中研究最多的是*RAS*家族中的RAS蛋白。一般在肿瘤中最常见的是RAS激活性突变。

3. 非受体型酪氨酸激酶的改变

非受体型酪氨酸激酶有核调节蛋白（转录因子）以及周期素和周期素依赖激酶。

（1）转录因子

*MYC*属于立即早期反应基因，在静止期细胞接受分裂刺激后，MYC蛋白迅速进入核内并具有潜在转录活化的作用。

🔲 相关知识

　　转录因子：核调节蛋白（nuclear regulatory protein）是一类将信号转导通路活化的信号带入细胞核内，并与DNA的某些部位特异结合，启动DNA-mRNA转录和细胞进入细胞周期的蛋白质。如转录活化蛋白MYC，是位于细胞核内的信号转导蛋白的下游调节者。

　　在肿瘤中，*MYC*基因常常呈持续表达或过度表达，可导致靶基因的持续转录。

（2）周期素

　　周期素（cyclin）是在真核细胞周期中浓度有规律地升高和降低（随着细胞周期发生涨落）的一类蛋白质家族。周期素是细胞周期调节分子，这类蛋白质通过活化周期蛋白依赖激酶调节细胞周期各时相的转换来进行调控细胞的增殖。

　　在细胞周期中，各个时期有不同的周期素来调控。即不同的周期素在细胞周期的不同阶段发生作用。细胞周期的主要周期素有cyclin A、cyclin B、cyclin D及cyclin E。

　　在G_1期→S期，调控蛋白为细胞周期蛋白D_1（cyclin D_1）以及细胞周期蛋白E（cyclin E）；

　　在S期→G_2期，调控蛋白为细胞周期蛋白A（cyclin A）；

　　在G_2期→M期，调控蛋白为细胞周期蛋白B（cyclin B）。

（3）周期素依赖激酶

　　每一个周期素都有一个共同位（cyclin Box）。Cyclin Box的功能是激活周期素依赖激酶（cyclin-dependent kinase，CDK）。

　　CDK是与细胞周期进程相对应的一套Ser/Thr激酶系统。各种CDK沿细胞周期时相交替活化，磷酸化相应底物，使细胞周期事件有条不紊地进行下去。周期蛋白依赖激酶，是一组丝氨酸/苏氨酸蛋白激酶，CDK通过对丝氨酸/苏氨酸蛋白的化学作用驱动细胞周期，和周期蛋白cyclin协同作用，是细胞周期调控中的重要因子。

　　CDK可以和cyclin结合形成二聚体，其中CDK为催化亚基，cyclin为调节亚基，不同的cyclin-CDK复合物，通过CDK活性，催化不同底物磷酸化，从而实现对细胞周期不同时相的推进和转化作用。CDK的活性依赖于其正调节亚基cyclin的顺序性表达和其负调节亚基CDK抑制因子（cyclin dependent kinase inhibitor，CKI）的浓度。同时，CDK的活性还受到磷酸化和去磷酸化，以及癌基因和肿瘤抑癌基因的调节。G_1期的启动除受周期素和CDK的正向调控外，还受到一些细胞周期调控相关基因的制约。

　　这些调节蛋白的异常可以促成细胞增殖。细胞周期调节相关通路中，周期蛋白D_1和周期素依赖性蛋白激酶1的下调使真核细胞周期调控受阻，进而产生增殖抑制作用。

二、肿瘤抑癌基因的失活

　　与原癌基因编码的蛋白促进细胞生长相反，肿瘤抑癌基因（tumor suppressor gene）的产物能抑制细胞的生长。这种在正常细胞内存在的肿瘤抑癌基因与原癌基因一起对细胞的生长进行调控。

肿瘤抑癌基因的产物可作为转录因子、细胞周期抑制剂、信号转导分子、细胞表面受体等发挥作用。

与原癌基因的激活不同,抑癌基因的失活需要在等位基因位点上2次突变或缺失。Kundson(1974)提出两次打击学说(two hit hypothesis)来解释这种现象。在抑癌基因中,目前了解最多的也是最重要的是*RB*基因和*TP53*基因。

1. *RB*基因

*RB*基因是在对视网膜母细胞瘤的研究中发现的。*RB*基因位于染色体13q14,其纯合子丢失见于所有视网膜母细胞瘤。后续研究发现,*RB*基因的丢失或失活也见于骨肉瘤、乳腺癌、小细胞性肺癌和膀胱癌等。

RB蛋白在调节细胞周期中起重要作用。通过磷酸化与脱磷酸化参与调控细胞周期G_1/S期的细胞检查点(图4-11)。RB蛋白功能丧失的结果是细胞周期G_1/S期检查点功能缺失,使恶性转化细胞得以增殖。

一些DNA肿瘤病毒产生的致癌蛋白如HPV产生的E7,就是通过与RB蛋白结合并抑制其活性从而导致肿瘤发生的。

2. *P53*基因

*P53*基因位于17号染色体。编码正常的P53蛋白(野生型)存在于核内,是一种转录因子和核结合蛋白,具有引起暂时性细胞周期停滞、诱导永久性细胞周期停滞(老化)和促进细胞凋亡三大功能。

*P53*基因在调节细胞周期中,参与G_1/S和G_2/M细胞周期检查点的调控功能,阻止恶性转化细胞增殖,有"分子警察"之称。一旦*P53*基因突变,功能丧失,易发生肿瘤。

G_1/S细胞周期检查点同时受到RB蛋白和P53蛋白的调控(图4-11)。

图4-11说明抑癌基因在阻止恶性转化的细胞增殖时起到重要的作用。结肠癌、肺癌、乳腺癌、胰腺癌等均发现有*P53*基因的点突变或丢失,导致P53蛋白异常表达,丧失其生长抑制功能。超过80%的人类肿瘤中发现有*P53*基因的突变(TCGA数据库)。

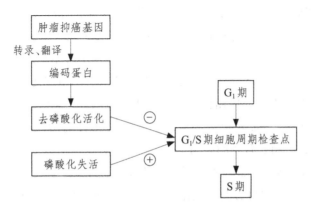

图4-11 肿瘤抑制基因对细胞增殖的调控

第五节　细胞分化异常与癌变以及癌变的逆转

一、细胞分化异常与癌变

从肿瘤的发病学看,不外乎归结为肿瘤基因位点的基因突变或基因表达失调以致细胞的增殖、分化和生长的调控失常。

从肿瘤的形态学来看,恶性肿瘤的诊断,主要依据形态上的异型性,这种异型性反映了细胞分化不成熟。

进一步研究表明,这种分化不成熟除了在形态上有表现以外,还在代谢、功能和生物学行为方面有所表现,并且,都与其发源组织的胚胎细胞相似。

因此,肿瘤研究应着重于研究细胞分化及其调控机制,力图阐明细胞分化异常和癌变(canceration)的关系。

1. 分化不成熟是肿瘤细胞的主要特征

1）形态

病理学家早就观察到,恶性肿瘤细胞表现了低分化的形态特征,并将分化不成熟而表现出的异型性作为恶性肿瘤诊断的重要依据。形态异型性的具体表现见第一章第二节。

近年来,许多学者在电子显微镜下观察了癌细胞的超微结构,注意到其细胞膜表面结构、细胞间连接,以及细胞器所呈现的变化,也都与发源组织的胚胎细胞的细胞器组成相似。

Breuna(1973)观察到用二乙基亚硝胺诱发大鼠肝癌时,癌细胞呈现出的一些超微结构变化与大鼠胚胎期及新生期的肝细胞超微结构极其相似。

2）代谢

（1）肿瘤细胞呼吸率降低,糖代谢以酵解为主,不论在无氧还是有氧条件下,糖代谢均以酵解为主。肿瘤细胞的这种代谢方式与胚胎期组织代谢相似。

（2）恶性肿瘤组织酶活性与胚胎细胞和不成熟肝细胞相似。Weber(1966)研究大鼠的一系列移植性肝癌的各种酶的活性,并与成熟肝组织,再生肝组织以及胚胎肝组织的酶谱作了比较。结果发现,肝癌组织的酶活性与胚胎期或新生期不成熟肝组织的酶活性相似。如肝癌与不成熟肝组织都表现为核糖核苷酸还原酶活性增强,黄嘌呤氧化酶活性降低。Knox(1976)也研究了成年鼠、胚胎鼠肝脏和肝癌组织中的66种酶活性,发现癌组织与胚胎肝组织一样,缺乏成年型酶,而含有胚胎型酶。

（3）各种不同组织来源的恶性肿瘤的酶活性都趋向一致。

（4）同工酶活性与酶谱也有明显变化,类似同源胚胎组织的同功酶谱。

（5）出现胚胎或胎儿型抗原。

研究最多、最重要的肿瘤胚胎性抗原主要有甲胎蛋白（α-fetoprotein，AFP）和癌胚抗原（carcino-embryonic antigen，CEA）等。AFP在1956年由 Bergstrand和Czar首先发现。1963年，Abelev报告AFP与肝癌有关。CEA在1956年由Gold和Freedman从结肠癌和胚胎性消化道组织中检出并予以命名，也是一种糖蛋白。

➕ 相关知识　AFP和CEA

　　AFP是一种糖蛋白，在电泳谱上处于白蛋白之后，α_1球蛋白之前，是早期胚胎主要的血清蛋白。在胚胎期，由卵黄囊和肝脏合成，少量由消化道合成；胚胎早期，胚龄4～15周，卵黄囊、肝脏同时合成AFP（以后卵黄囊退化）；胚胎中期由肝脏合成，12～14周达高峰，350～450 mg/mL；胚胎中晚期由肝脏合成，血清浓度降低；足月时降至40 mg/mL；出生后，AFP急剧减少，血清AFP几乎消失。出生后一周，血清AFP降至正常人水平，即2～25 mg/mL；肝癌患者血清中AFP可达500 mg/mL以上。此外，卵巢、睾丸的生殖细胞肿瘤，含有卵黄囊结构的胚胎癌及其他恶性肿瘤（如胃癌、肺癌），其患者的血清AFP浓度也有增高。

　　CEA也是一种糖蛋白，2～6个月胎儿的消化道和胰腺合成，含量约为65～200 ng/g；成人上述组织仅为25～86 ng/g。在内胚层组织发生的一些恶性肿瘤，如结肠、直肠、食管、胃、胰腺、肺的癌瘤组织中含量增多。其中，结肠癌、直肠癌组织中含量最高，可达3 000 ng/g；在肺癌组织中的含量可达500 ng/g。

3）生物学行为

肿瘤组织不仅在生长代谢方面与胚胎组织相似，在生物学行为方面也重新表现了胚胎组织的一些特征。主要有以下表现：

① 出现自主性细胞群，与宿主的正常细胞相比，肿瘤细胞与胚胎细胞的生长速度均明显加快，似乎在一定程度上不受宿主的控制；② 细胞发育呈分段式（stepwise fashion），和胚胎细胞一样，细胞分裂与分化交替进行；③ 肿瘤细胞具有移动能力，因而能浸润并转移到远离他们发源地的器官组织中（胚胎细胞也有移动能力）；④ 血管形成（angiogenesis），活跃生长的肿瘤细胞能刺激宿主的血管增生，形成营养肿瘤的血管，这一特征也是绒毛滋养细胞同一些胚胎细胞生长时所具有的特征；⑤ 逃避攻击性免疫反应，与胚胎细胞相似，能逃避，甚至抵抗宿主的攻击性免疫反应；⑥ 在试管中能被秋水仙碱凝集，秋水仙碱可以和细胞表面的糖蛋白起反应，从而促使细胞凝集，胚胎细胞有秋水仙碱的受体，成年静止细胞的这一受体被封闭，当发生癌变则重新暴露。

Burger（1967）和Inbar（1969）报告，秋水仙碱能使癌细胞凝集，但不能使正常细胞凝集。Moscona（1971）研究报告，秋水仙碱能使胚胎性神经视网膜细胞凝集，但不能使正常成年神经视网膜细胞凝集。Becker（1974）比较了成熟大鼠正常肝细胞、胚胎大鼠肝细胞、移植性肝癌细胞对秋水仙碱的反应性，结果是肝癌细胞、胚胎性肝细胞反应性高，凝集；成年大鼠肝细胞反应性低，不凝集。表明了肿瘤细胞回复到类似胚胎的状态。

2. 细胞分化及其调控

1）细胞分化的概念

细胞分化是指在发育的多细胞个体中，随着细胞分裂繁殖，单一的、原始的、幼稚的细胞逐步衍化成复杂的、特殊化的子代成熟细胞的过程。

从分子遗传角度来看，细胞分化的过程也是基因按顺序、有选择地表达的过程。

2）细胞分化后仍含有整套基因组

决定细胞分化时，只有少数特定的基因（2% ~ 20%）处于活动状态。在分化过程中，有的基因表达、有的基因掩盖或抑制，但未表达的基因并未丢失，细胞分化后仍含有整套基因组。

实验证明，从受精卵发育来的成体，各种已分化的组织细胞中都含有精子和卵子带来的整套基因组，即储存有全部遗传信息。John 和 Gardon（1962）进行了一个著名的实验，将 xenopus laevis（X-L）蝌蚪或蛙的已分化的肠上皮细胞的胞核，移入一去核的卵中，经过培养后，这种移植了肠上皮细胞核的卵可发育成蝌蚪，进而发育成蛙。

➕ 相关知识　成体细胞的基因

决定成体细胞活动的基因大体上有3类。

（1）决定细胞生命活动必需的一般酶蛋白合成的基因

如决定细胞呼吸、生物氧化、RNA及蛋白质合成所需的一般酶系基因。这些基因的表达与细胞分化无关，在细胞增殖、发育成熟过程中必须表达，行使细胞生命活动的功能。

（2）决定细胞分裂所需的酶系基因

这些基因的表达与在细胞分化中决定细胞的再生能力有关。有3种形式：① 决定细胞增殖的基因持续表达，如生理性增生的不稳定细胞（持续分裂细胞）；② 决定细胞增殖的基因在再生性修复中表达，如稳定细胞；③ 在分化成熟过程中，决定细胞增殖的基因封闭，分化成的细胞无增殖能力，为永久细胞（中枢神经细胞、心肌细胞、骨骼肌细胞）。

（3）决定细胞分化所需的酶系基因

即决定各种细胞特殊功能、结构相关的酶和专一蛋白质合成的基因。该种基因的活动有器官组织的专一性，它们的活动导致各种细胞表现出特定的形态、结构、功能，合成专一的蛋白。即标志着细胞分化。

3）细胞分化的调控

细胞分化，即相关基因组的选择性表达，而基因的表达也就是DNA分子相应片段所含碱基组成的遗传信息"密码"的转录和翻译。

（1）在转录水平上的调控

转录（transcription），是指以DNA分子为模板合成信使核糖核酸（mRNA），并将遗传信息传递到mRNA的过程。

实验证明，细胞分化首先是DNA分子的相应片段，有选择性地被暴露、激活，并作为模板来合成相应的mRNA。

在实验中,用已分化细胞的染色质制品为模板,即DNA为模板,在RNA聚合酶催化下合成RNA,作为被测试的RNA;而将已知同类组织中提取的RNA为对照测试的RNA。上述两种RNA与DNA特殊片端杂交,确定被测RNA的特性。结果是被测RNA具有严格的组织特异性,只与从同类组织中提取的RNA竞争,与DNA分子特殊片段杂交。上述实验表明了染色质在转录遗传信息的过程中具有严格的选择性。

✚ 相关知识　DNA转录过程的调控

（1）组蛋白连接在DNA分子上并将其封闭,对转录起遏制作用。

（2）非组蛋白性酸性蛋白连接在DNA上,磷酸化后带负电荷与带正电荷的组蛋白结合,将组蛋白从DNA分子移开,形成组蛋白-非组蛋白结合体,将DNA相应片段暴露。

（3）cAMP有促使非组蛋白性酸性蛋白磷酸化作用,可启动遗传信息转录,促使细胞分化。

（4）染色质内的RNA,是一种调控的RNA,其碱基顺序有组织特殊性,当它连接于组蛋白,就可以使组蛋白具有特异的调节作用。

（2）在翻译水平上的调控

遗传信息的翻译（translation）是指以mRNA为"模板",按照由DNA转录来的信息密码合成蛋白质的过程,这一过程是在核蛋白体上进行的。

如前所述,在各种分化的细胞中,只有一部分特殊DNA分子片段,被选择转录成mRNA,再翻译成蛋白质,这一过程在基因的表达（即细胞分化）方面同样起着重要作用。

✚ 相关知识　翻译过程的调控

在各种细胞中,mRNA所携带的遗传信息,并不是同时被全部翻译出来的。

（1）翻译调控RNA（translation control RNA,tcRNA）两种亚型

启动翻译过程与抑制翻译过程共同作用,将mRNA的信息按一定程序,分时期,有选择地被翻译出来。

（2）mRNA的稳定性

在细胞决定的一个阶段,mRNA模板稳定——制造出特殊蛋白质→分化特征。

在细胞决定的另一阶段,mRNA模式相应地,依序地改变——制造出另一种特殊蛋白质→另一种分化的特征。

这种mRNA模板的稳定和更新,对细胞的基因表达（分化）具有重要调节作用。

3. 细胞分化失调,是细胞癌变的基础

1）细胞分化失调与细胞癌变的实验

无论肿瘤细胞分化程度如何,都含有正常细胞的整套基因组的全部遗传信息。McKinnell（1969）在Luck's腺癌诱导分化的著名实验中,证实了这一点。Friend（1971）也发现某些

鼠类、人类的白血病细胞,在适宜的培养基条件下可分化为成熟的白细胞。在黑色素瘤细胞和神经母细胞瘤细胞培养实验中,加入适宜的诱导剂即可使瘤细胞分化成熟(图4-12)。Christman(1975)和Selagi(1976)认为,细胞癌变不是DNA分子结构的恒久性变化,而是遗传信息表达调控的失常,即细胞分化异常的结果,是基因表型的变化,是可逆的。

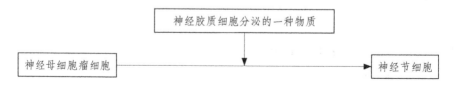

图4-12　在肿瘤细胞培养过程中加入诱导剂得到分化成熟的细胞

2)细胞分化异常的两种表现

(1)去分化(dedifferentiation)

去分化表现为癌变细胞不能分化成熟(图4-13),是肿瘤异常增生的最重要表现。

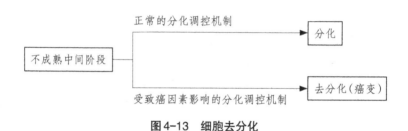

图4-13　细胞去分化

(2)逆分化(retro-differentiation)

逆分化是细胞在致癌因素作用下,细胞癌变后的逆向分化,表现为不成熟表型(图4-14)。

逆分化与分化一样,都是机体体细胞遗传得来的潜能,只要体细胞的基因信息保存无损,它们既可发生分化,也可发生逆分化。

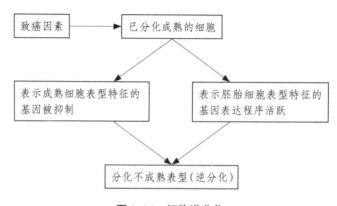

图4-14　细胞逆分化

逆分化在20世纪70年代的早期实验就被证实。Parker(1977)对成年小鼠的正常肌细胞、肺成纤维细胞进行多代培养,发现产生胎儿型抗原能与小鼠肉瘤的胎儿型抗原发生交叉反应;Thorpe(1977)对正常成年人皮肤组织经培养后,发现产生和早期胚胎相同的抗原;Borek(1975)在对正常肝细胞株培养多代传代过程中,发现了细胞转变为类似胚胎肝细胞的特征,如接触抑制丧失、植物凝集素所致凝集素性增高、肝细胞的超微结构胚胎化等;Bull(1974)在对人的成纤维细胞培养中,经SV40病毒处理后,其胸腺嘧啶激酶同功酶谱从成年型转化为胚胎型。以上实验表明,已分化成熟的细胞在一定条件下可逆分化为幼稚细胞。

综上所述,癌变可能是由于干细胞在分化过程中受致癌因素的影响,阻滞在分化不成熟的状态,也可能是成熟的细胞受致瘤因素影响,逆分化为不成熟状态,无论如何,都是基因表达和调控失常的结果,体细胞的遗传基因并未改变,因此这种结果可能被诱导分化逆转。

二、癌细胞的逆转

对于肿瘤能否逆转(reversion),不同学者有不同的看法。有不少学者认为肿瘤逆转是一个错误的观念。讨论这个问题,可以从肿瘤发生的机制着手。从肿瘤发病机制的学说来看,基因表达失调学说是支持肿瘤可以逆转的。

肿瘤的发病,可以归结为两个方面:一是体细胞基因突变,这种环境因素造成的基因损伤能够引起细胞非致死性的DNA损伤,并遗传给子代细胞,这种肿瘤的发生是不可逆转的;二是基因表达失调学说,该学说认为癌变的原因不是基因本身改变,而是致癌物质引起基因表达的调控失常,特别是对细胞生长、分裂、分化等方面的调控失常所致,导致细胞持续分裂并失去分化成熟的能力。如果这种对细胞增殖、分化的调控机制恢复正常,肿瘤就可以逆转。少数肿瘤的发生是通过基因表达失调来实现的,肿瘤的逆转仅仅是极少数。而且,这些逆转的肿瘤仅发生在通过这种机制转化的肿瘤。

早在1975年,国际上就召开过一次引人注目的会议,专门研究已经确诊为肿瘤,未经治疗而自行消退的实例。有人搜集从1900年至1966年间的176例相关病例,其中肾上腺癌31例,神经母细胞瘤29例,黑色素瘤19例,绒毛膜癌19例,其他各种癌若干例,这在整个癌瘤发病数中虽属偶见,但却给予人们启示,肿瘤是可以逆转的。

在少有的逆转病例中,并没有落在发病率高的肺癌、胃癌和肝癌等肿瘤中,而是相对集中在发病率并不高的肾上腺癌、神经母细胞瘤、黑色素瘤和绒毛膜癌中,说明肿瘤的逆转与其相应的肿瘤发病机制有关。

现有的实验已初步说明部分患者的细胞癌变是由于遗传表型的失控,那么,有关癌细胞逆转的完整概念是指根据细胞遗传分化的内在调控规律,可以考虑在治疗过程中采用合理的、较为温和的诱导分化手段,诱导癌细胞向正常细胞的方向分化,消除其恶性,以达到控制癌症的目的。

1.癌细胞逆转的理论基础

癌细胞逆转的理论基础是基因表达失控学说。在细胞异常分化中可表现为去分化和逆分化(图4-15)。去分化和逆分化,在细胞学上的表现都是癌细胞的胚胎细胞化,这种反向分化的现象,现代认为是胚胎性基因的重现。现认为癌变细胞仍保有完整的基因组,所不同的是癌细胞基因的表达失去了正常规律性的调控,即表达了应该掩盖的(反向分化),掩盖了应该表达的(去分化),而获得了癌性特征。

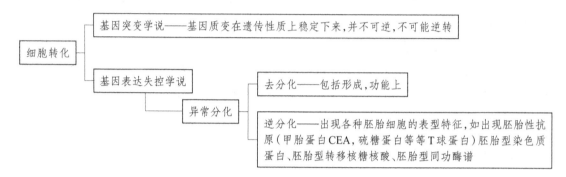

图4-15　基因表达失控学说是癌细胞逆转的理论基础

有些细胞癌变,其表现特征虽然消失,但基因并未丢失。如慢性粒细胞白血病,9号和22号染色体长臂易位,形成ph染色体(费城染色体),易位染色体使9号染色体(9q34)上的原癌基因abl和22号染色体(2q11)上的bcr发生了重组,形成融合基因Bcr-Abl。又如富田腹水型肝癌细胞失去了正常细胞IV型已糖激酶的形成能力,但在离体培养的细胞中,这种功能又重新出现,说明基因并未丢失。有些细胞癌变后,原先没有的表型特征因本来处于抑制状态的基因的异常表达而显现(显现胚胎性抗原,胚胎性酶谱等,还产生异位激素)。如肺癌、十二指肠癌和胰腺癌出现抗利尿激素。因此,诱导癌变细胞的关键即是诱导其闭合不表达的基因,使应该表达的基因不受抑制重新表达。

2.实验证明癌细胞的可逆转性

(1)癌变细胞可因体内环境的因素诱导而发生逆转

受精卵分裂形成三胚层分别分化形成器官系统,按原来"既定"的部位进行分化。

在实验中,将早期胚胎移动位置,改变环境,按新的环境分化,如把胚胎组织移到子宫外,则形成畸胎瘤。细胞分化的过程受到微环境的影响,癌细胞亦不例外。

McKinnell R.C.(1969)等用疱疹病毒引发的(Lucke蛙病毒)肾腺癌的细胞核置于剔除细胞核的正常蛙卵中,正常蛙卵的细胞质引导了癌细胞核的驯化,得到了高度有序的分裂和分化(图4-16)。说明当癌细胞核放置于适当的细胞质环境中时,细胞就不再能够不受限制地生长,而是准确地对控制细胞分化和器官形成的各种机制发生正常的反应。在正常发育过程中,调节细胞核基因活性的胞质因子就是这样使癌细胞核有效地得到驯化。上述实验是肿瘤体内实验中最引人注目的癌细胞逆转的实例。

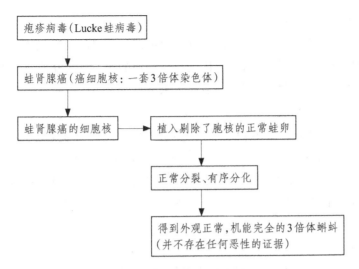

图4-16　肾腺癌逆转实验

（2）在同一瘤体内一部分癌细胞可分化为成熟的细胞

Kleiusmith（1964）观察到鼠恶性畸胎瘤同时含有胚胎性癌细胞及各种分化良好的组织细胞。这些胚胎型癌细胞及分化良好的组织细胞与起始干细胞的关系是起始干细胞分别向胚胎性癌细胞及分化细胞同时转化，还是起始干细胞先转化为胚胎性癌细胞后再转化为分化细胞，用实验就可以证实。

在实验中，仅单一取胚胎性癌细胞注入小鼠皮下或腹膜腔，数周后长成肿瘤，致使小鼠死亡。取材、制片后进行组织学检查，镜下观察到，除胚胎性癌细胞以外，还有8～14种不同的分化良好的细胞组织。这个实验证明，胚胎性癌细胞在不分化时具有高度恶性，而它又可向多种细胞分化，失去肿瘤细胞的恶性特征。

Pierce（1971）证明人及动物鳞癌的癌巢中心的角化珠亦是从癌巢边缘部分的癌细胞分化而来的。

三、癌细胞逆转治疗的探索实践

1. 环磷酸腺苷（cAMP）——第二信使作用

（1）肿瘤细胞培养实验

在肿瘤细胞培养液中加入cAMP，肿瘤细胞的生长受抑制，抑制率为70%～80%。肿瘤细胞在形态、功能上出现好转。如纤维肉瘤重新获得纤维细胞样方向排列；神经母细胞瘤分化成神经元，产生轴索，出现传导功能，乙酰胆碱脂酶活性增加；黑色素瘤有黑色素形成，细胞运动能力下降，细胞培养时细胞贴壁能力增加。

（2）动物实体瘤实验

直接在实验动物的移植瘤和原发瘤中注入cAMP，瘤细胞明显受抑制。但停药后，肿瘤常恢复生长，且有的肿瘤对cAMP的敏感性不高。

2. 微环境——巨噬细胞、粒细胞成熟诱导物

Paran（1970）在实验中，将正常人脾细胞培养液加入急粒白血病细胞培养液中，结果原粒细胞分化成熟为粒性白细胞。可能是因为部分白血病患者缺乏正常人脾细胞培养液中所含的诱导分化因素。但对慢性粒细胞白血病效果不肯定。

3. 调整细胞表面的物质

调整细胞表面物质的有植物凝集素，如多价刀豆球蛋白。细胞恶变时，细胞膜上的多糖、类脂、蛋白质等也发生一系列变化。在体外，刀豆球蛋白（concanavalin A）可促使癌细胞膜形态的分化。将多瘤病毒转化的肿瘤细胞移植于地鼠皮下，10 d后长出肿瘤。然后在瘤体内注入10～40 mg刀豆球蛋白，60%～80%的肿瘤消失；对照组地鼠（不注入刀豆球蛋白）则于150 d后死于肿瘤。

4. 细胞融合

Harris（1965年）报道，将恶性细胞与正常细胞融合形成杂交细胞，即丧失可移植性。其认为正常细胞的染色体可抑制癌细胞染色体的恶性表现，但其免疫性仍保留，将杂交细胞注射给动物可进行免疫治疗。

5. 全反式维甲酸

在全反式维甲酸（all-trans-retinoicacid, ATRA）治疗急性早幼粒白血病的研究中，发现白血病细胞有从早幼粒细胞向成熟粒细胞转化的倾向，出现分化的成熟粒细胞的现象，认为ATRA有诱导早幼粒细胞分化成熟的作用。其可能机制是ATRA诱导的Pin1消除会降解融合癌基因 *PML-RAR* 编码的蛋白，并且在APL细胞，动物模型和APL患者中都得到了验证。ATRA诱导的Pin1消除（以异构酶Pin1为作用靶点，在癌细胞中抑制Pin1酶的活性并促进Pin1降解）也能够强烈抑制肿瘤细胞的生长，并且这种作用是通过影响Pin1底物中的癌基因和肿瘤抑制因子表达实现的。ATRA能够同时阻断多条Pin1调节的致癌信号通路。

Pin1异构酶在人类多种肿瘤中高表达，而活化转录因子ATF1又能促进细胞的恶性转化。异构酶Pin1是多种癌症类型中致癌信号通路的共同关键调控因子。

逆转是癌变的对立面，是癌细胞或恶性转化细胞恢复常态细胞的表型，将来它能否成为抗癌的新手段，在于我们能否认识和掌握癌变规律的主要矛盾，为征服癌症提供新的理论基础。

6. 基因编辑

在DNA水平上控制癌症的发病和进展一直是科学家努力的方向之一。CRISPR技术的出现，使这一努力方向充满了希望。

2020年，宾夕法尼亚大学Carl June首次利用多重CRISPR/Cas9编辑工程改造的T细胞进行了癌症治疗的临床试验。同年，我国四川大学华西医院使用CRISPR/Cas9编辑非小细胞肺癌患者T细胞PD-1基因（NCT 02793856），也验证了其可行性。对于体细胞的编辑，也已完成了第一个临床研究NTLA-2001，结果于2021年9月公布。

这一领域的进展，对于有明确基因改变的肿瘤，将成为个体化治疗的新手段。

第六节　细胞凋亡和肿瘤

一、细胞凋亡概述

生物体内各种组织细胞的数量保持在一种相对的平衡的状态,这有赖于各类细胞有规律地分裂、分化和死亡。

细胞死亡与细胞分裂、分化一样,是人体长期进化而来的一种重要机制。机体器官组织发育过程中,一些细胞必须被清除掉,否则会导致器官甚至个体发育异常。

体内清除细胞的方式是启动一种细胞自杀机制,这种细胞自杀机制由细胞内特定的基因操纵,因此这种细胞的自杀过程,被称为程序性细胞死亡(programmed cell death, PCD)。不同类型的细胞死亡状态各异,较为多见、研究较多的是细胞凋亡(apoptosis)。

Apoptosis一词源于希腊文,意为花瓣或树叶的凋落。原本是医圣Hipporates受到秋天树叶谢落(falling of)现象的启发而创造的医学词语。1972年,英国生物学家、病理学家Kerr和Wyllie正式从形态学上提出了细胞凋亡这一概念。由于它是在基因调控下的细胞主动死亡过程,因此又称程序性细胞死亡或程控性细胞死亡。严格意义上讲,凋亡与PCD的概念并非完全相同。PCD是功能术语,而凋亡是形态术语。

凋亡是由基因控制的主动的细胞死亡过程,是机体维持器官组织细胞数量恒定和内环境稳定的重要机制(胚胎发育、造血、免疫、衰老等),若这一机制发生障碍和异常,有可能发生肿瘤、自身免疫性疾病、退行性疾病等。

受基因控制的细胞主动性自杀的主要特征是内源性核酸内切酶被激活,导致DNA在核小体间断裂,形成寡核苷酸大小的DNA片断。

Kerr(1965)在实验中观察到,不同于坏死现象,凋亡细胞胞体缩小,染色质固缩,无溶酶体破坏,无相应炎症反应。

Kerr(1971)通过结扎门静脉分支诱导大鼠肝萎缩,并在超微结构水平观察到这种细胞自然死亡的形态,首先用凋亡取代了传统的皱缩性坏死(shrinkage necrosis)及单细胞渐进性坏死(single-cell necrobiosis)。

凋亡有生理性和非生理性,非生理性细胞凋亡是细胞对病理状态下的细胞微环境中的信号变化的反应。如疾病所致的细胞凋亡以及抗癌药所致的癌细胞死亡。

二、细胞凋亡的形态学特征及生化标志

1. 形态学特征

(1)以分散的单个细胞为特征;而不像坏死,连成片的细胞同时发生死亡。

(2)细胞体积缩小,胞浆浓缩,核染色质呈现块状,沿核膜浓聚而固缩,故以往又称固缩

坏死；而坏死时通常是细胞肿胀。

（3）形成凋亡小体，细胞膜及细胞核出现凹陷，随后核膜内陷，但仍有核膜包被，最后细胞以出芽的方式形成仍有膜包被的凋亡小体；而坏死表现的核碎裂，是核膜破裂。

（4）细胞器完整无损，凋亡小体内的细胞器完整无损；而坏死的细胞结构溶解破坏。

（5）不引起炎症反应，凋亡小体细胞膜始终保持完整不破裂，无细胞内容物溢出，不引起炎症；而坏死内容物外溢，引起周围炎症。

凋亡小体的形成即是细胞凋亡的重要形态学特征，亦是鉴别细胞凋亡与坏死的可靠指标之一。

2. 细胞凋亡的生化特征

非随机的寡核小体连接区的 DNA 断裂，即被认为是生化标志。即 Ca^{2+}、Mg^{2+} 依赖的内源性核酸酶的激活将核染色体从核小体间断裂，形成由 $180 \sim 200$ bp 或其多聚体组成的寡核苷酸片段（即 DNA 断链），琼脂糖凝胶电泳可见特征性的"梯状"（DNA ladder）带（染色体广泛断裂成寡核苷酸大小的 DNA 片段）。

三、细胞凋亡的基因调控

与细胞坏死相比，细胞凋亡的始发因素往往为细胞内或细胞外的死亡信号，经过一系列的信息传递，死亡信号触发某些基因的转录和翻译并合成相应蛋白质，从而影响细胞凋亡。

细胞内与凋亡有关的基因可以分为两大类，即存活基因和致死基因，在肿瘤发生中，多种癌基因与抑癌基因参与了细胞凋亡的调控，它们通过自身编码的蛋白发挥诱导或抑制细胞凋亡的作用。

1. *Bcl-2* 基因

Bcl-2 基因最早是作为原癌基因提出的。人 B 淋巴瘤患者易位染色体 t（14∶18）（q24∶q21）断点上 bcl-2 表达失控。*Bcl-2* 通过阻止细胞凋亡的早期环节发生作用，可阻止或降低细胞皱缩、染色体浓缩和 DNA 降解的发生。研究认为，*Bcl-2* 可阻止受损的 DNA 转录出对细胞凋亡相关基因起激活作用的信号或者阻止基因相关产物的作用。因此，通过下调 *Bcl-2* 基因的表达，就可以促进各种因素引起的 DNA 损伤的细胞凋亡。

2. *c-Myc* 基因

c-Myc 基因是一种原癌基因，*c-Myc* 基因的高表达在肿瘤组织中普遍存在。实验表明，*c-Myc* 基因的表达增加既可以导致细胞分裂增殖，也可导致细胞凋亡的双向作用。c-MYC 蛋白促进细胞增殖和凋亡的功能区是同一个区，需有第二生长信号刺激后才能抑制细胞凋亡，促进细胞进入增殖状态。

3. *P53* 基因

P53 基因是一种抑癌基因。*P53* 基因的点突变到完全缺乏普遍存在于人的肿瘤组织中，它的抑癌作用与细胞凋亡密不可分。

（1）将野生型 *P53* 基因（*W-P53*）导入缺失内源性 *P53* 基因的小鼠白血病细胞系和其他

肿瘤细胞系后,细胞增殖停止,并发生细胞凋亡。

（2）DNA损伤因子诱发的凋亡细胞中,伴有*P53*基因表达增强,而且与诱发因素呈显著的剂量关系。

以上实验提示,*P53*基因在细胞生长过程中具有分子监控作用,而突变的*P53*基因通过抑制突变细胞的凋亡从而促使肿瘤的发生。

4. *APO-1/Fas*基因

其基因产物为一种Ⅰ型跨膜糖蛋白。属NGF/TNF受体家族。其引起细胞凋亡的机制是:① 配体受体结合,Fas配体结合可触发凋亡机制,诱导能表达该抗原的细胞凋亡;② T细胞介导的细胞毒作用,诱导细胞凋亡。

其基因下调或丢失,逃避体内存在的*APO-1/Fas*基因配体的监控,是肿瘤生长和转移的又一可能机制。

四、细胞凋亡与肿瘤的发生与发展

1. 细胞凋亡与肿瘤发生

对于肿瘤的发生,以往人们较重视细胞增殖和分化的异常。但肿瘤的发生不仅仅是细胞增殖导致的失衡,也可以看作是细胞死亡大大减少导致的失衡。尤其在发现癌基因与抑癌基因对细胞凋亡的显著作用后,更加印证了肿瘤发生与细胞凋亡的密切关系。

Leosachs（1993）等提出细胞的存活（viability）和生长（growth）是两个完全不同的调控过程。细胞因子,如IL-6、IL-1可诱导细胞存活,避免凋亡,延长生存时间而不促其生长。

Wrigh（1994）等人用10种致癌剂作用于7个不同细胞株,结果出现抑制细胞凋亡现象,剂量大时,快速出现抑制细胞凋亡的效应。小剂量,长时间作用亦可出现抑制细胞凋亡的现象。

当肿瘤的生存与繁殖之间的平衡倾向于增殖时,肿瘤细胞株即可被转代培养。癌细胞仍保持"自杀程序",如凋亡过程受到控制,细胞将不易衰老和死亡,最终可促使肿瘤发生。凋亡抑制因子有生存因子、致癌物质、*Bcl-2*基因等。

2. 细胞凋亡与肿瘤转移

肿瘤转移可能首先发生在更加能抵制细胞凋亡的特殊组织,这种特殊组织中可能存在着更适宜肿瘤细胞生长的存活因子,抑制肿瘤细胞的凋亡。

肿瘤转移具有一定的组织倾向性,目前更多被认可的是"假环境学说"。即被转移组织的假环境利于肿瘤细胞的生长和存活,不发生凋亡也是机制之一。

五、细胞凋亡在肿瘤发生中作用机制的两种假说

1. 凋亡对细胞的选择假说

在淋巴细胞分化成熟过程中95%的前淋巴细胞会凋亡,只有约5%的细胞经选择后存活下来,并发育为成熟的淋巴细胞[淋巴组织生发中心的可染小体（Tingible Bodie）是典型

凋亡小体]。如果在发育过程中,大量的前淋巴细胞不发生凋亡,则幼稚细胞会大量堆积并导致肿瘤的发生。在幽门螺杆菌的持续慢性感染中,如果患者的凋亡机制功能下降,本应该凋亡的95%的前淋巴细胞就堆积起来,形成低度恶性的B淋巴细胞瘤。

2. 不凋亡细胞脆性假说

应该凋亡的细胞没有凋亡而继续生存下去,则该细胞的染色体会不稳定,基因易突变,对致癌剂易感性增高(脆性增加),恶变概率升高。如 *P53* 基因缺失,细胞凋亡减少,机体肿瘤发生率升高。

> ### ✚ 相关知识 研究细胞凋亡的形态学研究方法
>
> 形态学检查是鉴定细胞凋亡最可靠的方法。
>
> 1. 光学显微镜观察
>
> 可见凋亡细胞呈小片状或散在分布。常用HE染色,甲基绿-哌诺宁染色,Giemsa染色。核固缩、核隔裂(有核膜包裹)、细胞体积亦缩小,可见凋亡小体。无炎症反应(与红染无结构的组织坏死不同)。
>
> 2. 荧光显微镜观察
>
> 一般荧光染料如丫啶橙:可见荧光染色的固缩核和凋亡小体。
>
> DNA特异性染料:可见荧光染色的固缩核和凋亡小体。常用的DNA特异性染料有HO 33342(Hoechst 33342)、HO 33258(Hoechst 33258)和DAPI 3种。这3种染料与DNA的结合是非嵌入式的,主要结合在DNA的A-T碱基区。紫外光激发时发射明亮的蓝色荧光。
>
> 3. 电镜观察
>
> 可见到一些特征性变化:① 核变化:核固缩(体积缩小);核染色质团块状沿核膜浓聚,边集在核膜内侧显新月体;核隔裂(有核膜包裹)。② 细胞变化:细胞体积变小,胞浆和细胞器密度增高;胞膜皱褶、卷曲、出泡、芽生形成膜包裹的凋亡小体。③ 凋亡小体内含完整的细胞器和核碎片,胞浆内M正常或轻度肿胀。
>
> 4. 原位末端标记法(TdT-mediated dUTP nik end labeling,TUNEL)
>
> 5. Annexin V-PI双染流式细胞仪分析

第七节 端粒、端粒酶与肿瘤

一、端粒与端粒酶

1. 端粒结构及功能

1)端粒结构

端粒是由DNA重复序列和结构蛋白质组成的真核染色体末端结构。尽管真核生物在进化中表现出多样性,但在端粒结构上却相对保守,包括许多短的正向重复序列。

例如,人及其他脊椎动物的端粒序列重复单位为TTAGGG,四膜虫为GGGGTT,草履虫为TTGGGG。端粒结构由这些简单的重复序列组成,在酵母和人体细胞中均发现有端粒相关序列。

2)端粒功能

Mulker(1973)用X射线照射真核生物细胞,使其染色体断裂。断裂染色体末端可相互连接,而天然染色体末端不能与其他片段连接,提示正常染色体结构有封闭保护作用,即端粒的作用。

随着研究的不断深入,目前发现端粒有以下三大功能。

(1)防止染色体末端融合

对染色体起保护稳定作用。

(2)解决真核线性DNA复制的5′端缺失问题

正常DNA合成时,从5′→3′合成启动时,需要8～12 bp的RNA为引物。DNA复制结束,引物去除,遗留5′端缺口(图4-17)。

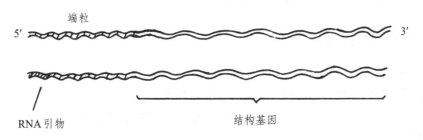

图4-17 端粒功能

即体细胞每次DNA复制均有端粒的缺失,以防止染色质结构基因的缺损。

(3)端粒长度对细胞增生的调控作用

体细胞分化成熟后,端粒的长度不再加长,而总是在缩短。当端粒变短到一定的程度,快要接近结构基因时,细胞增殖被抑制,处于静止状态。

2.端粒酶组分和功能

Greider(1985)从四膜虫中发现了端粒酶。端粒酶是以逆转录方式合成端粒的一种特殊的DNA合成酶,是一种核糖核酸蛋白酶。

(1)RNA

端粒酶的RNA组分具有模板功能。其组分在1995年被克隆,已在体外确定其模板区序列(5′-CUAACCCUAAC-3′),此模板区与端粒重复序列互补、配对,对合成端粒DNA至关重要,起逆转录模板作用。

(2)蛋白质

端粒酶蛋白质组分的功能有催化活性作用(酶活性)。

3. 端粒长度功能的调节

（1）细胞分裂的次数越多，端粒越短

70～80岁老年人的端粒明显短于青年、新生儿和胎儿，而且端粒DNA与端粒重复序列探针的杂交强度明显变弱。提示随着人的年龄增加，体细胞中端粒DNA逐渐变短。

体外培养的人原代成纤维细胞，随细胞增殖，端粒逐渐变短。当端粒达到一定程度，细胞停止分裂，进入静止状态。

（2）端粒酶的活性

正常体细胞的端粒酶为阴性，无活性，端粒不断缩短，细胞分裂次数有限；生殖细胞、大部分恶性肿瘤细胞的端粒酶为阳性，活性增加。

肿瘤细胞与正常组织细胞相比，生长增殖更快，故其端粒更短，为了维持染色体末端的稳定，端粒酶被激活。

（3）端粒结合蛋白

主要有2种端粒结合蛋白（TAP、TBP）结合在端粒DNA上，形成功能区域即端粒小体，分别发挥端粒静止效应和调节端粒长度的作用（负调控）。已证明这2种端粒结合蛋白对于端粒长度具有负调控作用，并且可能抑制端粒酶活性。

二、端粒危机与肿瘤

1. M_1/M_2假说与细胞永生化

细胞永生化必须克服2个危机期，即M_1期和M_2期。

M_1期是指细胞端粒缩短到临界长度，当细胞端粒缩短到临界长度时，启动终止细胞分裂信号，使细胞衰老、凋亡。

M_2期是指细胞进入M_1期时，在癌基因激活和抑癌基因失活影响下，细胞逃逸（脱离了）M_1期，额外获得增殖能力，进入了M_2期（图4-18）。

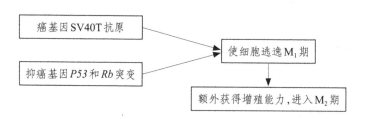

图4-18　细胞逃逸M_1期进入M_2期

M_2期细胞在增殖时，端粒继续缩短，接着又进入M_1期。此时端粒酶仍为阴性，但由于端粒太短，染色体不稳定导致大多数细胞死亡。因此细胞永生化必须克服M_1期和M_2期。

只有极少数细胞在附加突变中，激活了端粒酶，使端粒功能恢复，染色体形态稳定，才得以永生化。

Counter（1986）发现极短的端粒趋于稳定。永生化细胞的端粒稳定与端粒酶活性激活有关,解释了肿瘤细胞端粒较短和端粒酶活化同时存在这一矛盾现象,即端粒降解短缩后端粒酶被激活以稳定被降解的末端。

2. 肿瘤细胞的异质性与端粒危机

肿瘤细胞的异质性是在单细胞突变细胞基础上附加突变发生的。细胞突变随时可能发生,大多数突变对细胞生长不利。少数突变对肿瘤细胞生长有利(肿瘤的演进),其中"有利"的附加突变即是端粒酶的激活。

通过对慢性髓性白血病(chronic myelogenous leukemia,CML)和急性髓性白血病(acute myelogenous leukemia,AML)的研究发现,肿瘤细胞的端粒比相应的正常细胞短。这可能是肿瘤细胞分裂次数远远大于正常细胞造成的。

端粒危机即端粒的短缩及端粒酶的活化,它是肿瘤细胞增殖的强大驱动力,促进了肿瘤进一步发展。如果没有经过端粒危机,即端粒酶没有活化,端粒缩短致端粒保护染色体稳定的功能丧失。当两条染色体在其末端均失去端粒功能时,它们就相互融合,形成融合染色体(dicentric chromosome),这种融合染色体极不稳定,易出现新的断裂,由于新形成的断裂末端无端粒功能,形成"融合桥断裂循环"及各式畸形染色体,最终导致细胞死亡(图4-19)。

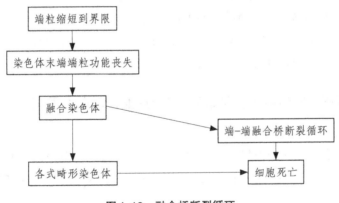

图4-19　融合桥断裂循环

只要不激活端粒酶,正常染色体末端就不会形成。如果出现端粒危机,就能产生稳定的畸变染色体,形成一个"有利"修饰的染色体,使肿瘤细胞生长更具优势。这种端粒危机在CML发作期和AML复发病例中得到证实。

"跳跃式易位"畸形染色体的形成即是端粒功能失调,导致的特殊的融合(即跳跃)。如慢性粒细胞性血白病的ph'染色体。

三、端粒酶与肿瘤的诊断

端粒酶在恶性肿瘤中通过合成端粒DNA,阻止端粒丢失,使肿瘤细胞获得永生。因此,有学者认为端粒酶活性是肿瘤诊断的可靠标志。检测端粒酶活性可用PCR和原位PCR技术,后者在冰冻切片上进行(也有石蜡切片的报道)。

结合1994—1997年在这方面的研究报告,恶性肿瘤组织端粒酶阳性率高达88%(也有的统计为84% ～ 95%),而良性肿瘤为4%左右;周围非癌组织阳性率12%;正常组织阳性率为4%。说明端粒酶活性与恶性肿瘤之间有较高的相关性。

乳腺细针穿刺、尿标本、膀胱和腹腔冲洗液脱落细胞的端粒酶活性检测在恶性肿瘤也有较高的阳性率,这可能有助于早期诊断。

Hiyama(1998)对胃癌患者进行端粒酶研究,端粒酶阳性者较阴性者而言,病灶大,淋巴结转移率高,预后差。

第八节　肿瘤的血管形成

早在100多年前,肿瘤血管形成(tumor angiogenesis neovascularization)的现象即被细胞病理学创始人Virchow所认识。追溯到1863年,Virchaw就注意到恶性肿瘤中血管数急剧增多,血管发生扭曲和扩张,新形成的血管集中于肿瘤的边缘部分等现象。此后,对肿瘤细胞本身的发生发展的研究较多,而对肿瘤的生长环境,包括血管形成的研究不够。

1945年,Algire 首先提出"肿瘤血管形成"的概念,直至20世纪80年代,由于基础科学的发展和实验技术的进步,才使这一领域有了较大的发展。

一、胚胎组织、成年组织与肿瘤组织移植后血管形成的异同

1. 血管形成的发生情况

血管形成可见于以下3种情况: ① 正常胚胎发育; ② 炎症过程、创伤愈合、血栓再通、侧支循环建立、延缓性过敏反应、肿瘤组织等病理情况; ③ 移植术后的移植物。

2. 移植物血管形成的观察

在相关实验中,被移植宿主组织采用的是免疫隔离组织(immuno-privileged)。免疫隔离组织不会形成排斥反应,如兔角膜、眼前房、鸡胚绒毛尿囊、地鼠颊囊、大鼠背部皮下气囊等。通常用兔角膜,兔角膜无血管、易观察,是一种良好的实验对象。兔角膜平均直径为1.2 cm ,厚为0.1 cm ,由胶原等成分组成。移植组织分别采用胚胎组织、成年组织和肿瘤组织,移植后结果如下。

(1) 移植胚胎组织

移植胚胎组织接触角膜缘的血管,则在1 ～ 2 d内发生原有血管与宿主血管相互吻合(图4-20)。移植组织与角膜缘保持0.1 cm以上距离,则不发生血管吻合与重组。

(2) 移植成年组织

移植的成年组织分别有心肌、横纹肌、肾、甲状腺等。移植结果是移植组织的原有血管于一周内被破坏,一般无血管形成(除了胸腺组织,胸腺组织的移植会导致轻度血

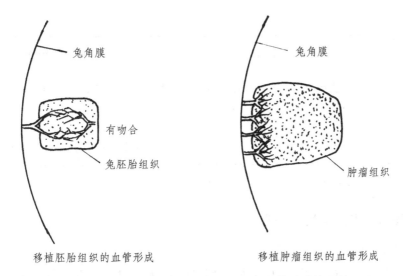

图4-20 胚胎组织和肿瘤组织移植后血管形成的区别

管反应)。

(3)移植肿瘤组织

移植肿瘤组织时,移植肿块距角膜2.5～3 mm,结果原有血管在24 h内被破坏,3 d内可见新生血管。新生血管自角膜经角膜间质向肿瘤生长,在肿瘤边缘形成新生血管(图4-20)。生长速度刚开始为0.2～0.3 mm/d,到达肿瘤时为0.6～0.8 mm/d,最后达1 mm/d。

实验结论:①胚胎组织、成年组织和肿瘤组织移植后,宿主和移植物之间的反应是不同的,血管形成也是不同的;②恶性实体瘤移植后新生血管不在瘤体内形成,而能诱导宿主产生血管。

表4-2 非肿瘤组织和肿瘤组织血管形成比较

项 目	非肿瘤组织	肿瘤组织
主要变化	血管吻合(内皮细胞移动)或全部血管再生	血管增生(毛细血管、小静脉)
血管来源	组织本身	宿主组织
血管特点	分化好、血管形态正常,生长有限制性	内皮细胞分化不成熟,血管形态异常,分布紊乱,基底膜不完整,内皮细胞间隙大,管壁通性高
速度	一般较慢	快
病变性质	多伴炎症反应	无炎症反应
移植条件与血管形成关系	基本上要与原有血管接触	可距原有血管一定距离(如3 mm以下)

项　目	非肿瘤组织	肿瘤组织
影响因素	遗传密码、O_2、CO_2、代谢产物刺激，血流（容积、压力、速度，外来其他刺激）、趋化性因子、创伤等	肿瘤长到长径2 mm或肿瘤细胞数达10^7
血管形成因子	细胞因子，如VEGF	肿瘤血管形成因子，可伴细胞因子如VEGF

注：表中肿瘤组织包括胚胎发育，炎症过程，创伤愈合，侧支循环，延缓性过敏反应等。

二、肿瘤血管形成与肿瘤发展

1. 实体瘤形成后生长的两个时期

实体瘤一旦形成后，其生长可分为2个时期，即无血管的浸润前期和血管化浸润生长期。

（1）无血管浸润前期

实体瘤刚形成时，可以很小。在没有肿瘤血管形成以前，不出现浸润转移，处在浸润前期。如动物和人体中的原位癌、浅表的皮肤黑色素瘤、卵巢癌在腹膜的早期种植小灶。这时肿瘤细胞主要靠弥散供给营养。

（2）血管化浸润生长期

当实体瘤生长，长径或厚度超过2 mm（软骨肉瘤除外），细胞数到达10^7时，肿瘤再继续生长就要靠血管供应营养。原因为：① O_2直接从毛细血管弥散出来的距离大约是150 μm，上述大小的肿块已大大超过靠弥散来提供营养的距离，特别在肿块的中央部分；② 肿瘤生长周期约为25 h，血管内皮生长周期约为50 h，后者生长速度不及前者，故在肿瘤进一步的生长过程中，必须有新生的毛细血管和小血管才能提供良好的环境。这时，肿瘤组织便诱导宿主产生血管为其提供营养。

2. 实体瘤浸润前期的冬眠状态

该期的肿瘤细胞从各方面吸取弥散而来的营养物质并排出废物，肿瘤细胞不断生长，也不断死亡，肿瘤组织缓慢扩展，肿瘤生长呈相对休止状态。

（1）细胞群体呈休止状态

这时肿瘤细胞的生存和死亡达到平衡，肿瘤细胞的群体呈休止状态，又称冬眠状态。但这种休止状态并非是肿瘤个体细胞的休止状态，而是细胞群体生死达到平衡的休止状态。

当肿瘤体积超过2 mm，死亡细胞会多于生长细胞，肿瘤发生退化，再次恢复平衡。动物实验表明，抑制和阻断肿瘤血管形成技术足以证明上述生长特点。

（2）实体瘤保持在浸润前期的时间是不同的

在肿瘤移植实验中，移植宿主组织不同，实体瘤保持在"浸润前期"的时间是不同的。移植于家兔角膜的肿瘤，其无血管期可持续2个月；移植于玻璃体中的肿瘤，其无血管期大于100 d；移植于家兔眼前房中的肿瘤组织，无血管期可达1年以上。上述"冬眠"的机制不甚明了，可能与其代谢停止有关。

三、肿瘤血管形成因子

1. 肿瘤血管形成因子的发现

研究人员在实验中发现肿瘤血管形成有其特异之处，进而希望了解在肿瘤血管形成中起作用的是什么因素。

Folkman（1971）等从人体和动物的实体瘤、腹水瘤（包括神经母细胞瘤、肾母细胞瘤、肝母细胞瘤、小鼠B16黑色素瘤，大鼠Walker256腹水瘤等）以及体外培养的肿瘤细胞中分离出一种可以促进血管形成的可溶性物质，名为肿瘤血管形成因子（tumor angiogenesis factor，TAF）。

随后发现人体绒毛膜上皮细胞癌、黑色素瘤、脑膜瘤、胶质瘤、大鼠乳房癌等肿瘤组织中也有TAF存在。

2. TAF的特点

1）TAF仅来源于肿瘤细胞，无种属特异性

（1）TAF不存在于正常细胞或原代培养的成纤维细胞，也不存在于炎症渗出物，或创伤组织的浸液中。

（2）TAF可能存在于转化细胞、胎盘滋养叶细胞或长期培养的某些细胞株。如BALB/C小鼠3T3和W138人胚肺成纤维细胞中。

（3）体外培养的人体子宫颈癌细胞株Hela，不产生TAF。

（4）不同肿瘤细胞产生的TAF不同，导致血管形成数目不同。按单位容积中血管网的绝对密度计算，脑瘤中的血管最多、肾癌也较多，软骨肉瘤最低。故而从人体脑瘤、肾癌等肿瘤组织来源的TAF可生成较多的血管。

2）TAF多分布在细胞浆中，有时也富于胞核

TAF多存在于细胞胞浆中，但不存在于线粒体和微体中，有时也存在于胞核，主要在核内非组蛋白成分。

➕ 相关知识　TAF提取方法

一般提取方法：先去细胞核→上清液离心（36 000转）→1h沉淀→粗制细胞浆 →去脂→胰酶消化→经Sephadex层折纯化→提得TAF

（从5×10^8个细胞中，可得到粗制细胞浆TAF约10 mg）

3）TAF成分

TAF的成分中，25%为RNA，10%为蛋白质，电泳后可得到7 ～ 10种蛋白成分，50%为糖，15%为脂类（脂类疑似作为膜结构封闭TAF活性，将脂类除去，则可以提高TAF活性）。

4）TAF活性

TAF在室温中可保持活性72h；在4℃冰箱中可保持活性达3周；在冷冻干燥后保存于-90℃的低温冰箱中，可保持活性至少1个月。

TAF的灭活方法如下：① 将TAF中RNA与蛋白质分离；② 牛胰核糖酶消化；③ 56℃1 h处理；④ 与枯草菌素（subtilisin）一起培育。

3. TAF导致血管形成机制

TAF能够促进宿主毛细血管内皮分裂（mitogenic effect）和刺激毛细血管生长，一般作用于毛细血管的内皮细胞和静脉的内皮细胞。在体外培养中，TAF刺激内皮细胞增生。而在创伤愈合时，伤口的内皮细胞、成纤维细胞以及上皮细胞都发生增生。

实验发现，TAF促使血管内皮细胞在24 h内明显增生，^{3}H-胸腺嘧啶标记后显示，内皮细胞摄入的^{3}H-胸腺嘧啶从0.7%（正常值）升至8%。

4. 去除TAF刺激及去除靶细胞（内皮细胞）的实验

（1）不接种肿瘤细胞，则不产生TAF，无血管形成。

（2）将肿瘤组织移植于距角膜3 mm以上的组织中，超过了起效应的距离，无血管形成。

（3）将肿瘤细胞接种于琼脂中培养，无靶细胞、无血管形成。

（4）在离体灌注器官中移植肿瘤，TAF达不到一定浓度，不能起效应，无血管形成。

（5）将一块透明软骨碎片置于肿瘤附近，也将抑制血管形成。透明软骨中存在的抗TAF物质，是一种蛋白酶抑制剂。

上述实验一方面证明了TAF的作用，另一主面为进一步研究如何有效控制肿瘤血管形成、治疗恶性肿瘤开辟了一条道路。

四、细胞因子的作用

这些细胞因子（cytokines）是非肿瘤特异性血管形成因子，可以由肿瘤细胞和肿瘤基质细胞分泌。肿瘤基质细胞是非特异性的，主要包括血管内皮细胞、成纤维细胞、巨噬细胞等。释放的细胞因子主要有VEGF、碱性成纤维细胞生长因子（basic fibroblastic growth factor，bFGF）、转化生长因子-β（transforming growth factor-β，TGF-β）等。

这些细胞因子，尤其是VEGF可作为血管形成的开关开启的调控子，促使血管内皮细胞增生，而内皮细胞在自分泌和旁分泌机制作用下产生趋化因子，促使内皮细胞移行。在肿瘤血管形成中，肿瘤细胞进一步演进，能够合成分泌基质金属蛋白酶（matrix metallo proteinase，MMP），降解细胞外基质（extra cellular matrix，ECM）和基底膜，有利于内皮细胞移行，移行至相应部位后大量增殖，在肿瘤基质细胞和ECM的支持下，形成血管。

在肿瘤血管形成的机制中，TAF仅存在于肿瘤细胞；其他生长因子是非特异性的，肿瘤细胞和内皮细胞、成纤维细胞、巨噬细胞等都能分泌。TAF介导形成的血管，由于血管壁的正常组成受干扰，其血管壁不完整，通透性增高且血管的膨胀增多。这种不成熟的血管有利于肿瘤的侵袭和转移。

五、肿瘤血管形成的过程及其与肿瘤生长的关系

1. 肿瘤血管形成的过程

Folkman（1977）在体外培养的内皮细胞中观察 TAF 导致肿瘤血管形成的详细过程。

细胞生长密集区出现并形成环状结构，48 h 后内皮细胞连接成管状结构，4～5 个细胞连接后即有分支形成。5～10 d 形成毛细血管网，改组完善并发生适应性变化，形成小静脉或小动脉。

值得提出的是，不少作者在 TAF 导致血管形成的实验中均未见炎症反应，无成纤维细胞增生，无免疫变态反应。可的松处理对肿瘤血管形成并无影响。

2. 肿瘤血管形成数量和速度的影响因素

（1）肿瘤组织血管

凡富含血管的肿瘤，容易诱导新生血管形成，凡缺乏血管的肿瘤，血管形成慢且少。移植后失去活力的肿瘤团块则无血管形成。

（2）移植部位

凡移植于角膜者，血管生长慢，约 7 d；移植于鸡胚绒毛尿囊者，仅 72 h 即建立血管；移植于玻璃体者，平均需 42 d 才生长血管。

（3）移植肿瘤团块与周边宿主自然血管的距离

二者距离越短，血管形成越快，反之则越慢。

3. 肿瘤血管形成与肿瘤组织增生关系

（1）肿瘤血管形成与肿瘤组织增生关系

当肿瘤长径或厚度超过 2 mm，超过了通过弥散获得营养的距离时，即产生 TAF，促使宿主产生血管，给肿瘤提供营养，肿瘤组织迅速增生（图 4-21）。

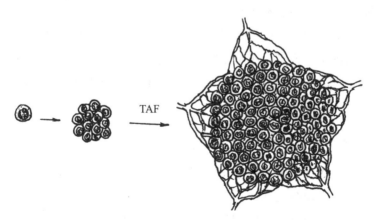

图 4-21　肿瘤血管形成与肿瘤组织增生关系

（2）肿瘤血管形成与肿瘤生长关系

一旦新的毛细血管芽长进肿瘤组织，1～2 d 内肿瘤块即从原来静止状态加快生长，肿瘤周围继续血管化，在 2 周内体积可达原来的 16 000～19 000 倍（图 4-22）。

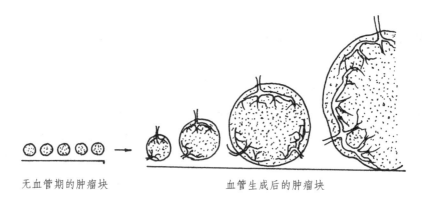

无血管期的肿瘤块　　　　　　　　血管生成后的肿瘤块

图4-22　肿瘤血管形成与肿瘤生长关系

血管周围100 μm内肿瘤细胞生长活跃,其中有较多的核分裂相,通常血管密度越大,肿瘤组织生长越快。

(3)肿瘤坏死

在肿瘤早期,肿瘤生长与血管形成相互促进(图4-23)。

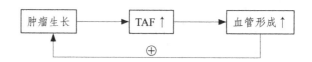

图4-23　肿瘤生长与血管形成相互促进

在肿瘤后期,肿瘤长的很大,中央部分因血管生长不及、血管受压或代谢废物积聚过多而发生坏死。

(4)去除肿瘤团块,毛细血管退化

在血管已经形成后,如去除肿瘤团块,则毛细血管发生退化。一般在16 h左右,即出现毛细血管终末分支内皮细胞受损伴血栓形成。1周左右,第二、第三级毛细血管的血管支消失。3周左右,较大毛细血管及小静脉壁变薄,血流停止。10周左右,仅有少数无血液的血管残留。

六、肿瘤血管形成与肿瘤的浸润和转移

肿瘤血管形成不仅加快肿瘤的生长,也和恶性肿瘤的浸润与转移密切相关。血管形成过程本身即具有一定的组织侵蚀性,肿瘤细胞可以沿着由新形成的血管启开的胶原裂隙进行浸润,侵犯周围组织。因而血管化是肿瘤浸润的一个条件。

一般来说,原位癌未侵犯基底膜,无血管形成,不引起转移,往往可持续相当长时间而不危害宿主。

恶性肿瘤细胞进入血管是肿瘤血道转移的首要环节。

凡肿瘤团块中细胞丰富,血管形成大而多,就有利于转移。据统计,24 h内可能有

$1.5 \times 10^5 \sim 3.2 \times 10^6$ 个肿瘤细胞进入血循环,但大多数肿瘤细胞不会导致转移灶形成。即使肿瘤细胞着床于某些组织,也可能在相当长的时间内保持相对静止状态。原因是:① 某些肿瘤细胞在较长时期内埋于局部组织的小静脉内皮细胞和基底膜之间,没有离开血管;② 小堆肿瘤细胞由于各种因素影响,在血管外保持无血管状态(浸润前期);③ 少数情况下,即使有血管形成,但由于激素和免疫作用,转移瘤也会暂时停止生长。但一旦血管形成,转移瘤会迅速生长。

七、肿瘤血管形成的其他促进因子与抑制因子

1. 促进因子

(1)肿瘤抗原诱导的免疫反应

在肿瘤血管形成中还可通过淋巴细胞或巨噬细胞对肿瘤抗原产生免疫反应,间接诱导血管生成。

(2)巨噬细胞或血小板释放的血管形成因子

血管形成因子从伤口的浸液中提取,为一类多肽物质。与 TAF 不同,在肿瘤组织附近不促进内皮细胞有丝分裂,不增加毛细血管的数量,不刺激内皮细胞摄取 ^{3}H 胸腺嘧啶,能刺激内皮细胞移动。

(3)视网膜血管形成因子

在体内,视网膜血管形成因子促使视网膜及鸡胚绒毛尿囊血管形成。在体外,可使主动脉内皮细胞增生。

视网膜血管形成因子是一种蛋白质,可被可溶性链霉蛋白酶(pronase)灭活。

(4)肥大细胞释放肝素

研究发现,肿瘤移植块周围有肥大细胞积聚。一开始认为其与血管形成有关。后来发现肥大细胞本身并不诱发血管形成,而是与肝素分泌有关。肝素为肿瘤血管形成的促发因子,能够让 TAF 的促肿瘤血管形成作用加大4倍。与 TAF 不同,肝素并不起始动作用。

(5)铜离子

经研究,铜离子也是肿瘤血管形成的促进因子。

2. 抑制因子

(1)软骨特异因子

成熟软骨缺乏血管。将软骨片插入移植肿瘤与自然血管网之间,能够抑制肿瘤血管形成。

(2)阳离子多肽

幼小哺乳动物软骨、主动脉壁中阳离子多肽起蛋白酶抑制剂作用。

(3)鱼精蛋白

鱼精蛋白(protamine)来自动物精子,为阳离子蛋白。在肿瘤移植物中,使用一定量的鱼精蛋白可以使肿瘤组织长期处于无血管状态,并能抑制转移性肿瘤的大小和数目。在小鼠实验中,可减少77% ~ 97%的肺部转移性肿瘤。

鱼精蛋白能够阻止毛细血管内皮移动从而影响血管生成。其作用无特异性,既影响肿瘤血管形成,也影响胚胎组织、炎症反应及免疫过程中的血管形成,而对已经发育好的血管内皮无作用。鱼精蛋白作用机制是结合肝素,使肝素不发挥作用。目前尚不能全身使用鱼精蛋白以抑制肿瘤转移,因它能导致嗜睡、软弱,甚至猝死。

（4）血小板因子4

血小板因子4也有抑制血管形成的作用。

3. 直接因子与间接因子

Folkman通过实验提出,血管形成因子分为直接因子和间接因子。直接因子如TAF,既可在体内也可在体外诱发血管形成;间接因子只能在体内诱发血管形成。

八、血管形成在鉴别细胞潜在恶性方面的意义

1. TAF是肿瘤早期转化标志

由于TAF只存在于肿瘤细胞,不存在于正常细胞,因此可以用来鉴别肿瘤细胞与正常细胞。Klagstrun指出,TAF可以作为细胞早期转化的标志之一,甚至早于细胞丧失接触抑制。

研究发现,部分"正常"的体外培养细胞株,如BACB/C3T3和W138人胚肺成纤维细胞中有TAF存在。指出其作为细胞系传代过久,细胞发生自然转化。成纤维细胞第5代,出现诱发血管形成的能力;成纤维细胞第15代则转化为纤维肉瘤。

2. 癌前病变细胞中存在血管形成

在人类或动物中,某些癌前病变有诱发血管形成的能力。28%的人乳腺小叶增生,有诱发血管形成的作用;30%的小鼠乳腺增生结节也具有诱发血管形成的作用。

如果癌前病变的细胞中有TAF存在,这种癌前病变与癌发生的关系更密切。可排除在癌前病变组织形态学诊断的主观误差,把它确定为癌前病变,并加以密切随访或积极处理。

第九节　肿瘤的浸润与转移机制

侵袭和转移是恶性肿瘤最主要的生物学行为,也是恶性肿瘤的重要特征,肿瘤的浸润和转移是肿瘤的演进,即越来越富有侵袭性。这种演进现象穿插在肿瘤发生的主要过程中。其中可以表现为肿瘤细胞的分化异常的细胞膜结构的分化不成熟,而使细胞黏附分子表达缺陷,这种细胞膜蛋白的缺陷使得肿瘤细胞容易弥散。尤其在胃肠的黏液癌,癌细胞表面的黏附分子的缺陷,使得黏液癌的肿瘤细胞更容易弥散,常以单个细胞的形式漂浮在黏液湖中。然而任何细胞都离不开ECM的影响,肿瘤细胞也不例外,肿瘤细胞为了自身的生存,与细胞外基质、尤其是基膜的黏附牢固。在肿瘤的生长过程中,还可以出现进一步影响基质的

附加突变,例如合成分泌基质金属酶,对细胞外基质的降解和基底膜的降解。肿瘤细胞还自分泌移动因子和趋化因子,实现局部浸润。

归结起来,肿瘤细胞的局部浸润和转移是个连续动态的过程,与细胞黏附分子及其受体、细胞外基质、基质金属酶、自分泌移动因子和趋化因子相关。下面分别阐述。

一、局部浸润机制

1. 局部浸润的有关因素

1) 细胞黏附分子

细胞与细胞、细胞与 ECM 的相互识别和作用依赖细胞表面受体分子的介导,这些膜蛋白被称为细胞黏附分子(cell adhesion molecule,CAM),是 ECM 的受体。

这类大分子受体蛋白广泛存在于各类细胞表面,与其相应配体特异性结合。在细胞功能调节上,如细胞的识别、活化、信号转导、细胞的移动、增殖与分化等方面起着重要作用。

细胞黏附分子的主要家族包括:① 整合素家族(integrin);② 免疫球蛋白家族(immunoglobulin);③ 选择素家族(selectin);④ 钙黏素家族(cadherin)。

肿瘤的异常增生所表现的分化不成熟,是肿瘤最主要的本质。其中,肿瘤细胞膜的分化不成熟可表现为细胞黏附分子表达异常,使得细胞黏附分子介导的肿瘤细胞-细胞之间的黏附力减弱,而肿瘤细胞为了生存,增加了瘤细胞-基质的黏附力。具体的黏附分子表现如下。

(1)上皮钙黏素(E-cadherin)表达减少

肿瘤细胞上皮钙黏素表达减少,导致细胞-细胞间连接减弱,使细胞更容易侵入细胞外基质。如果将编码上皮钙黏素的 DNA 片段插入到瘤细胞基因组中,则可使其丧失转移和浸润能力。

(2)整合素

整合素(intergin)是一种配体,其在上皮细胞主要是层黏连蛋白(laminin,LN)受体;在纤维细胞主要是纤维黏连蛋白(fibrouectin ,FN)受体。主要参与细胞与 ECM,以及细胞与细胞之间的黏附。整合素是细胞识别、结合 ECM 成分(如胶原、FN 等)的主要受体。

2) 细胞外基质

ECM 包括基底膜和间质结缔组织(主要由胶原、糖蛋白和蛋白多糖组成)。其在机体中起分隔上皮组织和结缔组织的作用。

ECM 中的配体主要在基底膜上,即基底膜的 LN、FN 分子。正常上皮细胞与基质的结合是通过上皮细胞的整合素和基质中的配体的结合实现的。

3) ECM 的降解(degradation)

(1)基质金属蛋白酶

基质金属蛋白酶是癌细胞分泌的蛋白溶解酶,包括Ⅳ型胶原酶、组织蛋白酶 D 等。

在癌细胞与基底膜紧密接触 4 ~ 8 h 后,ECM 成分如 LN、FN、蛋白多糖和胶原纤维(Ⅳ型)可被胶原酶、组织蛋白酶 D 等溶解,使基底膜局部产生缺损。

临床发现,在乳腺癌和胃癌,Ⅳ型胶原酶有过度表达。动物实研表明,Ⅳ型胶原酶的抑制剂可大大减少转移的发生。癌细胞可以诱导宿主细胞(如成纤维细胞)产生蛋白酶,使ECM降解。

(2)癌细胞诱导炎症反应

癌细胞诱导炎症反应,通过分泌可溶性细胞因子、白细胞介素使中性白细胞浸润,中性白细胞释放胶原酶,包括Ⅵ型胶原酶,促使ECM降解。中性白细胞与淋巴细胞、巨噬细胞、NK细胞不一样,在抗肿瘤中不能起到作用,肿瘤组织中的中性白细胞的浸润,反而有利于肿瘤细胞的浸润。

4)自分泌移动因子(autocrine motility factor, AMF)

AMF是由肿瘤细胞衍生的细胞激肽,可介导细胞的移动,如阿米巴样运动。

5)癌细胞化学趋化因子

ECM中胶原、LN的降解产物、胰岛素样生长因子1(insulin-like growth factor-1, IGF-1)和IGF-2对癌细胞有化学趋向性。

2.局部浸润的四步过程

(1)肿瘤细胞黏附减弱、离散(detachment)

上皮钙黏素的表达下调导致肿瘤细胞之间的黏附力减弱,使得瘤细胞彼此离散,以便进一步与基底膜附着(图4-24a)。

(2)癌细胞与基底膜紧密附着(attachment)

癌细胞通过整合素(层黏连蛋白受体)与基底膜中层黏连蛋白结合(图4-24b),附着在基底膜上。

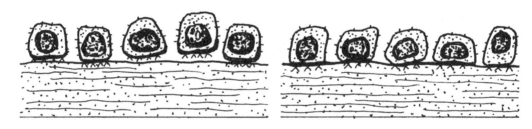

a.第一步　肿瘤细胞离散　　　　　　　b.第二步　肿瘤细胞与基膜黏着

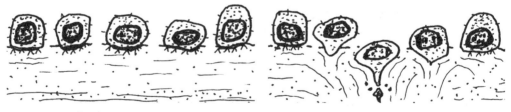

c.第三步　基膜与ECM降解　　　　　　d.第四步　肿瘤细胞移出

图4-24　恶性肿瘤局部浸润机制四个步骤

（3）ECM 的降解（degradation）

主要是基底膜的溶解缺损。癌细胞能够分泌蛋白水解酶（Ⅳ型胶原酶、组织蛋白酶等）水解基底膜成分（图4-24c）。

（4）癌细胞的移出（migration）

瘤细胞通过受体与纤维黏连蛋白的结合，以及自分泌移动因子的作用，以阿米巴运动穿过基底膜（图4-24d）。

二、血行播散机制

进入血管的癌细胞形成新的转移灶的可能性小于千分之一。

单个细胞团进入血管容易被机体免疫细胞消灭。但癌细胞进入血管内能够触动凝血机制，形成被血小板凝集成团的瘤细胞栓。癌细胞躲藏在血小板团里，能够躲避机体的免疫监视，不易被消灭。栓塞处血小板与内皮细胞黏附，然后经过前述机制穿过内皮细胞和基底膜，形成转移灶（图4-25）。

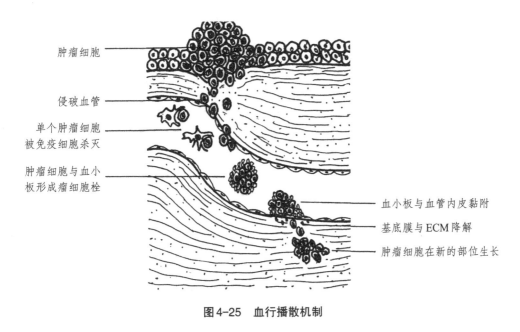

图4-25　血行播散机制

第十节　血行播散的影响

一、种子和土壤学说

早在1889年，Paget 对700多例乳腺癌的转移进行分析后，就发现有明显的器官倾向性，提出了种子和土壤学说。

某些肿瘤转移具有特殊的组织器官亲和性。如肺癌易转移到肾上腺、脑；甲状腺癌、肾癌、前列腺癌易转移到骨；胃黏液癌易转移到卵巢；乳腺癌易转移到肺、肝、骨、卵巢、肾上腺等。

造成上述现象的可能因素有：① 靶器官的血管内皮细胞上有较多的黏附分子结合的配体（如血管细胞黏附分子）；② 靶器官能释放较多的化学吸引物质，如IGF-1和IGF-2；③ 靶器官的生长微环境更适合特定肿瘤的定植。

肿瘤很少转移到脾，因为脾脏血循环丰富，又是免疫器官；很少转移到横纹肌，因为肌肉运动时乳酸增多，不利于肿瘤细胞的生长。

二、肿瘤侵袭抑制基因

目前尚未发现单独的转移基因，但已发现一种肿瘤抑制基因NM23，人类的NM23基因位于第17号染色体。其表达水平与肿瘤侵袭和转移有关。

在小鼠模型中，NM23表达高者，表现为低转移性。NM23表达低者（低10倍）则表现为高转移性。

第五章
肿瘤发生模式

第一节　Kumar 模式

该肿瘤发生模式由 Kumar 提出,该模式总结了肿瘤发生的一般概念,其特点如下。

（1）总结了获得性（环境）因素（外因）和遗传性（基因）因素（内因）导致体细胞基因组的突变。

（2）强调了体细胞基因组的突变位点是激活了促进生长的癌基因,失活了抑制肿瘤生长的抑癌基因。

（3）强调了增生调控异常的肿瘤性增生一开始是单克隆增生。

（4）强调了肿瘤细胞增生过程中的附加突变导致多克隆增生,使肿瘤细胞群表现异质性。

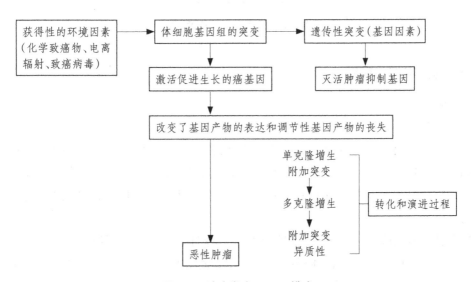

图5-1　肿瘤发生Kumar模式

（5）强调了肿瘤细胞群的异质性使肿瘤越来越富有侵袭性，实现了肿瘤演进。

Kumar模式（图5-1）总结了肿瘤发生的一般规律，忽略了肿瘤发生的细部环节，也忽略了各个细部环节的机制，是一个粗略模式。

第二节　肿瘤发生的 DDS 模式

DDS模式中，第一个D为基因损伤与癌变（damage of gene & canceration）；第二个D为去阻与增殖（derepression & proliferation）；S为选择与演进（selection & progression）。DDS模式图以及解述如下（图5-2）。

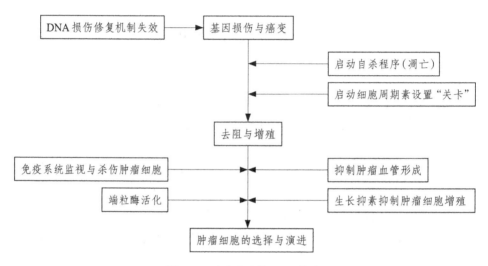

图5-2　肿瘤发生的DDS模式

一、基因损伤与癌变

1. DNA损伤位点决定了癌变

有人把肿瘤发病看作是一个概率问题，不无道理。

不是所有细胞的基因或DNA损伤都会导致癌变，损伤的基因位点必须是与细胞生长、分化调控有关的原癌基因与肿瘤抑癌基因；如果是其他的结构基因位点损伤，可能导致其他的代谢性疾病或自身免疫性疾病；如果损伤发生在无关紧要的结构基因上，或许不表现为疾病。

单个肿瘤基因改变往往也不导致肿瘤发生。这样就从概率上，稀释了DNA被攻击即促进肿瘤发生的可能。但是频繁强烈地暴露在环境致癌因素的作用下，可以使肿瘤基因损伤的概率大大增加，从而促使肿瘤发生。

因此,建立良好的生活环境、生活方式和饮食结构,避免频繁强烈地暴露在环境致癌因素下,对预防肿瘤发生具有重要作用。

2. DNA 损伤的修复机制

在环境致癌因素作用下,体细胞基因损伤,机体可以通过DNA修复机制对损伤的DNA进行切除修复或重组修复,避免细胞的恶性转化(细胞癌变)。

DDS模式第一个"D"即DNA损伤-癌变,是指一旦DNA修复机制失效或缺陷,而且损伤的DNA被遗传给子代细胞,体细胞实现了转化,成为癌变细胞,即完成了细胞癌变。但还不是肿瘤发生,还需要经历癌变细胞的增殖才能形成肿瘤。

机体在此阶段的保护机制是阻止这些癌变细胞的增殖。在正常情况下,机体可能有"癌细胞",只要机体阻止癌变细胞增殖的机制是完善的,肿瘤也不能形成。

二、去阻与增殖

1. 启动癌变细胞的凋亡

凋亡调节基因主要是 BCL 家族中的 BCL-2,其能够抑制细胞凋亡。$P53$ 基因和 BAX 基因促进细胞凋亡。正常情况是 BCL-2 和 BAX 保持平衡。

2. 启动细胞周期素,设置 $G_1 \to S$, $G_2 \to M$ 的"关卡",使恶变的细胞不能增殖

细胞周期调节蛋白有周期素(Cyclin)、CDK 和周期素依赖激酶抑制物(CDK inhibitors)。"关卡"的校验点分子有 $P53$ 基因和 PRB 基因,被称为"分子警察"。

如果是细胞发生DNA损伤和癌变,使其细胞停留在 G_1/S 的DNA合成检查点,癌变细胞不能增殖,从而不能形成肿瘤。部分癌细胞逃过 G_1 期进入 S 期的"检查点",实现了DNA合成,"关卡"的校验点分子设置第二道"关卡",让实现了DNA合成的 G_2/M 的DNA损伤检查点,不能进行有丝分裂,从而阻止癌变细胞增殖。肿瘤也不能发生。

去阻与增殖,就是指机体阻遏癌变细胞增殖的机制被癌变细胞去除,即癌变细胞不能凋亡,"分子警察"的关卡失灵,癌变细胞才会增殖(proliferation)。

癌变细胞进入增殖阶段后,癌变细胞的这一单克隆特征,决定了其进入增殖阶段后是否发展为癌,还会受到机体抗癌机制的多重阻遏。

三、选择与演进

1. 生长抑素

生长抑素(somatostatin, SS)是一种环状的多肽激素。广泛存在于人体内分泌、外分泌系统中,和生长激素一起参与细胞再生的调控。

生长抑素的作用与生长因子相反,可抑制细胞增生,其对细胞增生的抑制具有特异性。也就是一种生长抑素只能抑制相应的细胞增殖。

2. 端粒的阻遏作用

端粒的长度对细胞的增殖有调控作用,细胞每增殖一次,端粒就要消耗缩短一点,当端

粒缩短到快接近结构基因时,细胞就不能增殖,因此端粒能够限制肿瘤增殖。

3. 抑制肿瘤的血管形成

当肿瘤长到长径达到 2 mm,肿瘤细胞的数目达 10^7 时,肿瘤细胞会诱导宿主形成肿瘤血管。机体通过阻断酪氨酸激酶通路来抑制肿瘤血管形成。在肿瘤浸润前期,是没有肿瘤血管形成的。

4. 免疫监视与杀伤细胞

抗肿瘤的免疫效应机制以细胞免疫为主,包括CTL、NK细胞和吞噬细胞;以体液免疫为辅,包括激活补体,介导NK细胞参加抗体介导的ADCC。

机体的免疫监视和免疫杀伤细胞在阻止肿瘤生长过程中起重要作用。尤其在肿瘤形成早期具有重要作用。

"S" 即选择与演进,是指肿瘤细胞为了逃避宿主的阻遏,出现附加突变,形成亚克隆细胞,由单克隆增生转化为多克隆增生,出现异质性,并从中选择对肿瘤生长有利的亚克隆细胞来逃避宿主的抗肿瘤机制的阻遏,从而实现演进。

肿瘤细胞的演进和附加突变的形成有密切关系。附加突变形成的亚克隆细胞,使机体对原有肿瘤细胞形成的抑素失效(因为抑素是特异性的);附加突变出现端粒危机使端粒酶活化,消耗的端粒得以合成,使肿瘤细胞永生化;附加突变改变代谢方式,通过无氧酵解对抗宿主抑制肿瘤血管的形成;附加突变改变免疫性状从而逃避免疫监视和免疫杀伤;附加突变使基质金属酶活化,降解基膜和细胞外基质以实现浸润,从而使肿瘤更加具有侵袭性,实现肿瘤的演进。

肿瘤发生的DDS模式总结归纳了肿瘤的发病机制。也解释了为什么处在一个相同的生活环境,却只有少数人患肿瘤,而且环境因素造成的肿瘤多发生在中老年人。同时说明了肿瘤的发生不是一蹴而就的,机体有很强的抗肿瘤能力,但频繁强烈地暴露在环境致癌因素的作用下,会使肿瘤发生的概率提高。

第六章
肿瘤发病环节与肿瘤防治策略

从肿瘤的发病学来看,防治肿瘤有三道防线。第一道防线即是从肿瘤的病因学着手,包括环境保护、环境治理,建立正确的生活方式和饮食结构等;有遗传性基因突变或基因的异常拷贝数增多时,采取基因诊断与治疗。第二道防线即是早期诊断加早期手术治疗。第三道防线即是以手术治疗为主的积极综合治疗,包括化疗、放疗、采取靶向药物和免疫治疗等。

就目前阶段而言,治疗肿瘤最有效的措施就是手术治疗(不以手术治疗为主的肿瘤除外,如淋巴造血系统肿瘤)。那么提高肿瘤手术效果,提高治愈率的最有效措施即是早期诊断。以胃癌为例,如在早期阶段检出,手术预后好,5年生存率可达90%以上。如果在更早的阶段检出,如微小胃癌时检出,其手术后的5年生存率可达100%,所以肿瘤的早期诊断尤其重要。

但是,多数肿瘤检出时,已经处在中、晚期,手术后的5年生存率大大下降,甚至失去了手术治疗的机会。现存的传统的化疗、放疗都有一定的毒副作用而影响治疗的剂量,使治疗效果大受影响。因此肿瘤治疗新方法的探索一直是医学科学研究者需要跋涉的艰难道路。这些肿瘤防治研究者也取得了一定的成果,但攻克肿瘤的路途还很遥远。

从肿瘤的发病环节着手,研究肿瘤治疗的对策和方法是肿瘤治疗的根本方向。

第一节　肿瘤病因环节的防治对策

一、外因——针对环境因素的对策

1. 化学致癌因素

积极开展环境保护、环境治理;建立良好的生活习惯;建立良好的饮食结构,尽量避免摄入含有致癌物的食物;做好防癌的卫生宣传。

2. 物理致癌因素

建立良好的生活习惯；规避各类射线；同时，密切注意职业因素相关的物理致癌因素，做好防护措施。

3. 病毒致癌因素

对一些与肿瘤发生相关的病毒进行感染途径的阻断；制备疫苗来保护宿主，如HPV疫苗、HBV疫苗。

二、内因——遗传性基因突变的对策

1. 常染色体显性遗传的肿瘤

积极行产前检查，对已经确诊结肠多发性腺瘤性息肉病、神经纤维瘤病的患者进行宣教，避免生育或积极进行产前检查。

2. 常染色体隐性遗传的遗传综合征

通过羊水穿刺结合基因筛查，测序等手段，完善如Bloom综合征、Li-Fraumeni综合征等的产前检查。

3. 高风险患癌基因检测（遗传易感性）

目前确定用于常规筛查的肿瘤易感基因有接近20余种，一般主张有家族聚集倾向的个体积极进行筛查。

如受累基因是*MSH2*（染色体定位：2p16）的检测，来预防家族性乳腺癌的发生；受累基因是*BRCA1*（染色体定位：17q21）或*RBCA2*（染色体定位：13q12）检测。

对有结直肠癌、乳腺癌家族史的患者可做染色体基因的筛查。

第二节　肿瘤形成后的治疗对策

肿瘤一旦形成，最简明的思路就是想办法把它切掉（除非不宜手术治疗的肿瘤，如淋巴造血肿瘤）。若是遇到晚期肿瘤不能手术或手术切除不干净，或长在大血管附近有手术危险的患者，就会想到通过抗癌药物治疗、放射治疗或其他物理肿瘤消融方法进行治疗。在这种思路对策的引导下，切断肿瘤血管供应、通过介入手段在肿瘤营养血管中注入抗癌药等方法也被创造出来。

一、手术治疗对策

手术治疗是目前针对肿瘤治疗最有效和最常用的方法。根据肿瘤的部位和活检性质可以采用微创手术或常规手术。一般认为，微创手术治疗肿瘤不是抗肿瘤治疗的对策，而是减少手术创伤、手术风险、减少痛苦、加快愈复的手术方法。恶性肿瘤形成后的治疗对策的关

键,是根治手术,将肿瘤连根拔除。能否将肿瘤切干净,能否将淋巴结清扫干净是治疗方案的出发点和核心。因此,在恶性肿瘤手术治疗中,是否采取微创手术要细致考量。手术治疗提高治疗效果的有效对策是肿瘤的早期诊断和认真细致的根治方法。

1. 早期诊断

肿瘤早期诊断的对策,一是肿瘤早期诊断新方法的研究和临床应用。如"固有荧光"对早期肿瘤诊断的方法。二是筛查、体检。如脱落细胞学电脑诊断系统的应用;影像学技术对小病灶肿瘤结节的检出;内窥镜对微小癌灶(如微小胃癌,肿瘤长径小于0.5 cm)的探寻;肿瘤相关分子检查阳性所做的肿瘤筛查等。

2. 认真细致的根治方法

恶性肿瘤的手术,淋巴结清扫、手术切端是否彻底尤为重要。提高治疗效果的对策是以常规手术方法为基础,根据患者制定个体治疗方案。以胃癌为例,不仅仅要对局部6组淋巴结做清扫,还要对第二站淋巴结进行探查和清扫。甚至是第三站或更远处的淋巴结的探查。这就要求外科医生对器官的淋巴结运行转移途径掌握得非常清楚。"固有荧光"诊断肿瘤技术可对淋巴结的手术切端是否有转移做即时诊断。

二、化学药物治疗对策

1. 常规化疗

肿瘤的生长速度与肿瘤的增殖速度密切相关,细胞的增殖离不开细胞的DNA合成,肿瘤细胞也不例外。因此,针对这个环节,抑制肿瘤细胞的增殖作用的关键点就是干扰和影响肿瘤细胞的DNA合成。针对这个环节的抗癌药主要分为以下几类。

(1)抑制DNA合成的药物

通过阻碍脱氧嘌呤核苷或脱氧嘧啶核苷的合成、互换、还原,从而干扰DNA的合成。如氟尿嘧啶、甲氨喋呤、羟基脲、巯基嘌呤和阿糖胞苷等。

(2)直接破坏DNA结构或与DNA结合的药物

此类药物大多为烷化剂和抗癌抗生素。如氮芥、博莱霉素、丝裂霉素、噻替哌、丙正胺和环磷酰胺等。烷化剂能够通过烷化作用与DNA交叉联结,从而破坏DNA的结构和功能。

(3)嵌入DNA中干扰模板作用的药物

如阿霉素、光辉霉素、丙脒腙、柔红霉素等。针对细胞增殖,抗癌药的作用靶点又可分为:① 周期非特异性药物,即对增殖周期各阶段起作用药物,如氮芥、噻替哌、环磷酰胺、阿霉素等;② 周期特异性药物,即仅增殖某阶段起作用药物,如甲氨喋呤对S期细胞有效,长春新碱对M期细胞有效。

此外,抗癌药又可影响蛋白合成,如长春新碱、门冬酰胺酶等。

上述化学药物在抗癌治疗时,由于其作用的靶点主要是干扰和影响DNA合成,因此也会影响正常细胞的DNA合成,尤其时常处在增殖状态的细胞,如生理性增生的细胞和其他不稳定细胞(持续分裂细胞),有一定的毒副作用。这种毒副作用会限制抗癌药的剂量,使抗癌作用大受影响。

2. 减少化疗毒副作用的对策和化疗方法

（1）血管内抗癌药介入治疗

经血管介入治疗是在X线设备的监视下，将抗肿瘤药物经导管注入肿瘤营养动脉，对病变部位进行治疗。

由于导管器械、影像设备和造影剂的不断进步，促使微导管的应用增多，使超选择性肿瘤供血动脉内靶向插管灌注化疗成为减少化疗的毒副作用、提高化疗疗效的重要治疗方法。

（2）导向化疗策略

针对肿瘤组织制备单克隆抗体，并使抗体携带抗癌药，就像导弹携带弹头一样，通过单克隆抗体与肿瘤组织的特异结合，将化疗药物带到肿瘤组织上，进行精准化疗，来减少化疗药物对机体正常组织的不稳定细胞（持续分裂细胞）的影响。同理，这种单克隆抗体的导向作用，通过携带放射核素，也可用于精准放疗和导向诊断。

随着肿瘤发病机制的分子生物学研究的深入，针对肿瘤发病环节中的细胞生长相关的一些细胞因子作为分子靶点的单克隆抗体的研究，可作为分子靶向药物来抗肿瘤治疗的重要对策（见本章第三节第一条）。

三、放射治疗对策

1. 传统放疗手段

X射线是一种电磁波、光子流，具有光线的特性。它具有很高的能量（辐射能），能穿透一定厚度的物质，聚集到一定的量又可破坏物质。所以在X射线发现不久后，就被想到作为肿瘤瘤块形成后消除病灶的治疗手段。

X射线治疗恶性肿瘤的机制主要是：① 穿透肿瘤细胞，直接或间接损伤细胞核DNA，从而杀死肿瘤细胞；② 在机体组织间液形成电离作用，使生物大分子损伤引起细胞死亡。

放疗作为治疗恶性肿瘤的一个重要手段，对于许多癌症都有较好效果。但是放疗会产生放射性皮炎、放射性食管炎以及食欲下降、恶心、呕吐、腹痛、腹泻或便秘等诸多毒副作用。辐射面积过大还会引起骨髓抑制，这使其在用于肿瘤治疗时的剂量和范围受到限制。尤其传统放疗技术，即两野、四野等常规对穿照射技术，只是实现消除肿瘤的初步手段。其在根治肿瘤的同时，亦带来了正常组织器官的一过性或永久性损伤，甚至以牺牲一些器官为代价，是一种纯粹为了对付肿瘤而忽视机体的治疗手段。

2. 解决毒副作用的精准放疗对策

精准放疗是解决放疗毒副作用的有效对策。肿瘤放疗的理想目标是只照肿瘤，而不照射肿瘤周围的正常组织，现代放疗技术的发展就是要达到这个目标。

（1）立体定向放射治疗

X-线、γ-线立体定向放疗技术作为一种独特的剂量聚焦方式，可获得高度集中的剂量分布,在实质器官局限小肿瘤的治疗上可取得较高的局控率和较低的放射损伤。

（2）三维适形调强放疗技术

三维适形调强放疗技术（高剂量区剂量分布的形状在立体三维方向上与靶区形状相一致的技术,3D-CRT和IMRT）,是指将核医学与计算机技术等相结合所进行的肿瘤放疗方式,整个放疗过程由计算机控制完成,主要包括三维适形放疗及调强适形放疗。其优点是"高精度、高剂量、高疗效、低损伤",能够做到：① 靶区（病变区）内受照剂量最大；② 靶区周围正常组织受照剂量最小；③ 靶区内受照剂量分布最均匀；④ 靶区定位及照射最准确。

由于肿瘤大多呈浸润性生长,其大体形状不规则,三维适形放疗使高剂量分布区与靶区的三维形状的适合度更高。与传统放疗比较,可进一步提高肿瘤照射剂量,减少周围正常组织受照剂量,从而提高肿瘤局控率及患者生存率,同时减少放疗并发症和改进患者的生存质量。

（3）影像引导放射治疗

影像引导放射治疗（image-guided radiotherapy, IGRT）即4D放射治疗,以及正在研发的生物影像诱导放射治疗等。IGRT在发达国家发展很快,如赛博刀等。

赛博刀,又称射波刀,是一种新型影像引导下肿瘤精确放疗技术,它是一种立体定向治疗机,整合了影像引导系统、高准确性机器人跟踪瞄准系统和射线释放照射系统,可完成任何部位病变的治疗。通过运算X线摄像机及X线影像处理系统所得的低剂量三维影像来追踪靶区位置,执行治疗计划,以准确剂量的放射线来"切除"肿瘤。其临床治疗总精度可达亚毫米级别,因此这种技术是目前最为精确的立体定向放射外科/治疗（stereotaxic radio surgery/therapy, SRS/SRT）技术之一。

（4）螺旋断层放射治疗

螺旋断层放射治疗（tomo therapy）是影像介导的三维调强放射治疗,它将直线加速器和螺旋整合起来实现治疗计划、患者摆位和治疗过程进行了一体化整合,能够治疗不同的靶区,从立体定向治疗小的肿瘤到全身治疗,均由单一的螺旋射线束完成,通过每次治疗所得的兆伏图像,可以观察到肿瘤剂量分布及在治疗过程中肿瘤的变化,并及时调整靶体积的治疗方案,从而提高治疗疗效。

（5）放射性粒子植入肿瘤组织内照射技术

临床应用的放射性粒子主要是^{125}I和^{103}Pd,分别代表着低剂量率辐射和中剂量率辐射。植入方法有：① IGRT技术,放射性粒子一次性植入,达到单次剂量治疗的效果；② 通过内窥镜对空腔脏器肿瘤进行粒子植入技术；③ 支架携带或捆绑放射性粒子植入腔道肿瘤（食管、支气管）技术等。

四、栓塞和局部药物注射治疗对策

缺血缺氧和化学因素是引起组织细胞损伤的最常见原因,包括肿瘤组织细胞的损伤。组织生存离不开血供,肿瘤组织生长快,对血供要求更加迫切,阻断肿瘤的血供,是阻止肿瘤疯狂生长使患者适于手术的前驱方案。由于化学因素的中毒是组织细胞损伤的重要原因,在肿瘤组织中注射化学剂引起肿瘤组织坏死也是使肿瘤萎缩的手段。

1. 栓塞治疗

栓塞治疗技术创伤小,操作简便,对提高综合治疗肿瘤的有效率、延长肿瘤患者的生存期有一定的意义。由于导管器械、影像设备和造影剂的进步,尤其是随着微导管的应用增多、栓塞剂应用经验积累、介入技术不断提高,超选择性肿瘤供血动脉内栓塞治疗可以使肿瘤组织坏死的效率大大提高。

2. 局部药物注射治疗技术

这里的药物是广义的概念,可以是非特异性的化学因子。例如小肝癌经皮酒精注射,经皮肝穿刺注射碘化油及化疗药物治疗肝脏肿瘤,复发或残留病灶行无水乙醇、乙酸、热盐水注射等。费用低廉,效果显著。可以针对晚期和复发患者做综合治疗的配合治疗或姑息治疗。

五、物理消融治疗对策

消融(ablation)就是"切除""消除"的意思。物理消融治疗肿瘤技术即是利用物理的方法作用于肿瘤的局部,来消除肿瘤瘤块(tumor)的方法,包括冷冻、射频、微波热凝固、激光等,这些物理因子使肿瘤组织发生坏死,起到治疗肿瘤的效果。

从广义上讲,放疗也是一种物理消融治疗技术,只是放疗研究得早,已经作为一种肿瘤治疗方法被分类出来。

1. 冷冻消融技术

手术中冷冻消融几乎适用于所有实质性肿瘤。氩氦超导手术治疗系统(cryocare™ targeted cryoablation therapy),又称氩氦刀。氩氦刀是一种适应证甚广的消融治疗技术,它可对多种肿瘤施行精确冷冻切除,并且在肝癌、肺癌、胰腺癌、前列腺癌、肾肿瘤、乳腺癌等疾病中已得到应用。氩氦刀既能治疗小肿瘤,也能治疗体积较大(长径大于5 cm)以及数目较多的肿瘤。

由于血管内血流有释热作用,冷冻消融不易引起大血管损伤,因此也可以治疗大血管附近的不能手术切除的肿瘤。冷冻消融可作为难以手术切除的肝癌和肺癌的有效治疗方法。

2. 热凝固消融技术

热凝固消融技术有射频消融(radiofrequency ablation, RFA)和微波消融(microwave ablation, MWA)。由于MWA和RFA技术原理类似,都是通过热凝固的作用使肿瘤组织发生坏死,因此MWA和RFA技术的治疗效果基本上是相同的。

射频消融的缺点是一次性毁损灶的范围有限,最大毁损直径为3 cm。对直径3 cm以上的癌肿易残留病灶,为此可以使用特殊注射泵,使热传导更快更均匀。加用特殊注射泵可治疗长径为5～7 cm的肿瘤,同时使治疗时间大幅缩短,治疗大肿瘤的效果更佳。

3. 激光消融技术

激光消融技术是以光学或接近红外线波长的高能量光束在肿瘤组织内散射从而转变成热作用,照射时间通常超过 1 h 就可以起到使肿瘤组织发生坏死的作用。由于激光管消融范围较小,使其在扩大消融范围方面还要研究对策。

六、光热疗法

光热疗法(photothermal therapy, PTT)是利用具有较高光热转换效率的材料,通过手术或者介入的手段将其注射入人体内部,利用靶向识别技术聚集在肿瘤组织附近,并在外部光源(一般是近红外光)的照射下将光能转化为热能来杀死肿瘤细胞的一种治疗方法。

由于在这项技术中,外部光源采用的是近红外光,所以又被称为肿瘤近红外光热治疗(near-infrared photothermal therapy of cancer)。

作为一种非侵入性的治疗方法,近红外光具有穿透衰减弱、组织损伤小、肿瘤病灶照射可控等优点,能够最大限度地减少副作用。

光热技术治疗肿瘤的对策主要是合成具有良好生物相容性的高光热转换效率有机材料,通过化学修饰使其在生物体内精准识别肿瘤细胞。然后通过近红外光照射来选择性地杀死肿瘤细胞。

技术的关键点是:① 上述光热材料通常是多功能超小光热材料,具有光热转化能力的纳米材料;② 通过与靶向配体(如整合素单克隆抗体)偶联的纳米材料(如氧化石墨烯)实现对肿瘤细胞的精准识别;③ 光源为具有较强组织穿透率的近红外光(808 nm)。

整合素 α 合素是一种跨膜糖蛋白,高表达于多种肿瘤细胞表面。因此可被光热治疗肿瘤选择为靶向分子。利用靶向配体——整合素 α 靶向单克隆抗体(integrin α v β 3 monoclonal antibody),偶联新型纳米材料——氧化石墨烯(nano-graphene oxide, NGO),构建成一种新型纳米探针(NGO-mAb-FITC)用于靶向光热治疗。这种纳米探针具有主动靶向功能,可识别 α v β 3 阳性表达的肿瘤细胞,利用氧化石墨烯在 808 nm 近红外激光照射下的光热转化性能,使得特异性摄取 NGO-mAb-FITC 纳米探针的肿瘤细胞内部产生过高热(hyperthermia),肿瘤细胞因热损伤作用而死亡。

第三节　肿瘤生长过程中的治疗对策

肿瘤的生长主要取决于肿瘤细胞的增殖,肿瘤细胞的增殖同样需要生长因子及其受体的作用。这些细胞因子的分子结构,可作为分子靶向治疗的靶点。

分子靶向治疗的靶点是针对肿瘤细胞的表型分子,作用于促进肿瘤细胞增生、存活的特异性细胞受体、信号转导通道,新生肿瘤血管形成和细胞周期的调节,实现抑制肿瘤细胞生长或促进凋亡的抗肿瘤治疗策略。

一、阻断细胞因子的靶向治疗

1. 针对肿瘤细胞增生的信号转导环节

肿瘤细胞增生的信号转导与生长因子及生长因子受体密切相关。

(1)具有靶向性的表皮生长因子受体(epidermal growth factor receptor,EGFR)阻断剂

这种ERGF阻断剂与ERGF受体结合,占据了EGFR受体的位置,使得表皮生长因子不能与受体结合,阻断了细胞信号转导从而阻止肿瘤细胞的增生,起到阻止肿瘤生长的作用。现研究的有吉非替尼(Gefitinib)和埃罗替尼(Erlotinib)。

(2)表皮生长因子受体-酪氨酸激酶(EGFR-TK)拮抗剂和抑制剂

属小分子化合物。其通过拮抗和抑制酪氨酸激酶的活性来影响EGFR的受体作用,从而阻断细胞增生的信号转导,影响肿瘤的生长。如研究得到的OSI-774(Erlotinib)。2002年9月,美国FDA批准其作为标准方案治疗无效的晚期肿瘤的二线或三线治疗方案。格列卫(STI571,Imatinib,Glivec)是一种酪氨酸激酶抑制剂,也是小分子化合物,用于各种肿瘤治疗。

(3)针对表皮生长因子受体的单克隆抗体

抗EGFR的单抗,通过与EGFR的特异性亲和反应,与EGFR结合而占据了受体位置,影响了表皮生长因子结合,阻断了肿瘤细胞增生的信号转导从而影响肿瘤细胞的增生,如西妥昔单抗(Cetuximab,Erbitux,C225)。

抗Her-2单抗赫赛汀(Herceptin)与阿霉素和紫杉醇均有协同抗癌作用,而赫赛汀与紫杉醇的协同作用更为明显。

(4)酪氨酸激酶受体抑制剂

如克唑替尼(Crizotinib),克唑替尼是一种酪氨酸激酶受体抑制剂,靶向分子是作用于肝细胞生长因子受体(hepatocyte growth factor receptor,HGFR),影响肿瘤细胞增生的信号转导从而阻止肿瘤细胞的增生。

2. 针对肿瘤血管形成

针对肿瘤血管形成可作用于内皮细胞生长因子及其受体。其抗肿瘤血管生成的对策如下。

(1)内皮抑素

内皮抑素(endostatin)与生长因子相反,是抑制细胞增生的,而且与生长因子不同,内皮抑素是特异性的。一种内皮抑素只能抑制相应的细胞增殖。肿瘤血管形成的内皮抑素只抑制肿瘤血管的内皮细胞增生,从而阻止肿瘤血管形成,使肿瘤的生长停止或减慢。

(2)贝伐珠单抗

贝伐珠单抗(Bevacizumab)是重组人抗VEGF配体单克隆抗体,能与血管内皮生长因子特异性结合,通过阻止血管内皮细胞增生从而影响肿瘤血管形成。

（3）内源性抗血管生成因子

内源性抗血管生成因子（endostatin）分离自血管内皮瘤，可抑制肿瘤血管形成。

二、细胞凋亡与肿瘤治疗对策

机体的细胞凋亡机制在阻断肿瘤发生、发展过程中起重要作用。在起始阶段，机体的细胞凋亡机制可以使突变的细胞凋亡，从而阻断肿瘤的发生；肿瘤形成后，细胞凋亡机制在一些治疗因素作用下，在阻止肿瘤的生长方面同样起到作用。在化疗、放疗过程中，引起肿瘤细胞死亡的机制不是单一的，而细胞DNA损伤导致的肿瘤细胞死亡也可以包含细胞坏死和细胞凋亡两种形式。因此，诱导肿瘤细胞的凋亡也是抗肿瘤治疗的一个重要对策。

1. 寻找有效药物诱导肿瘤细胞凋亡

实验证明，许多化疗药物具有诱导肿瘤细胞凋亡的作用，如长春新碱、环磷酰胺、依托泊苷（VP16）、VM20等都可诱导造血系统肿瘤细胞凋亡。其机制可能是这些化学药物引起细胞的DNA损伤，而细胞DNA损伤的结果通常是启动机体的程序性细胞死亡机制，从而使肿瘤细胞凋亡。上述化疗药物治疗肿瘤的效应是通过触发细胞的凋亡是肯定的。有些诱导分化的药物虽不能诱导细胞凋亡，但可增加肿瘤对致凋亡药物的敏感性。

2. 细胞因子的应用

（1）肿瘤坏死因子的应用

研究发现，肿瘤坏死因子（tumor necrosis factor，TNF）可诱导多种癌细胞株凋亡。其机制主要是活化ICE家族而致癌细胞凋亡，同时还能抑制Bcl-2表达。

（2）转化生长因子的应用

生长因子对细胞分裂、增殖有刺激作用。如表皮细胞生长因子（epidermal growth factor，EGF），神经生长因子（nerve growth factor，NGF），集落细胞刺激因子（colony stimulating factor，CSF）IL-3、IL-6等均有对细胞凋亡的抑制作用。因此通过转化生长因子来减少生长因子的水平或活性，能够起到促使肿瘤细胞凋亡的作用。

目前，采用降低细胞因子的水平和活性的方法主要有三种：① 使用细胞因子或其受体的特异性单抗；② 应用激素抑制细胞因子的合成，如儿童急性粒细胞白血病，应用大剂量甲基泼尼松龙，可以提高完全缓解率；③ 使用细胞因子受体拮抗剂。

细胞因子受体拮抗剂是机体产生的与细胞因子具有相同氨基酸序列的非糖基化无生物活性的物质，可以与细胞因子竞争结合细胞因子受体，从而阻滞细胞因子作用。

（3）抗APO-1/Fas单克隆抗体的应用

Fas和其配体及单抗相互作用可诱发细胞凋亡。

机制可能有两种：① Fas抗原作为细胞表面受体，其天然配基可能是某种信号，通过信号传递诱导凋亡，而Fas抗体正是模拟了配基的这种作用；② Fas抗原可能是某种生长因子的受体，Fas抗体与之结合后阻断了生长因子的作用从而导致凋亡。

3. 转基因疗法

阻断抑制肿瘤细胞凋亡的癌基因,启动诱导肿瘤细胞凋亡的抑癌基因。

（1）Wtp53

Soddu S等向缺乏P53的白血病细胞系HL-60中导入Wtp53,导致HL-60细胞系向终末粒细胞系分化,利于细胞凋亡。Toshiyoshi将Wtp53导入肺癌细胞株,癌细胞凋亡增加。

（2）体外转染反义Bcl-2,下调Bcl-2活性和表达水平

诱导AML细胞凋亡,增强化疗效应。

4. 其他方法

包括：① 采用点突变技术促使异常表达的癌基因失活；② 诱导肿瘤细胞内氧自由基产物从而诱导细胞凋亡；③ 放疗、电疗、热疗诱导肿瘤细胞凋亡。

三、端粒酶与肿瘤治疗对策

肿瘤治疗的理想靶点是肿瘤生长所必须,而不存在于正常细胞的细胞成分。端粒酶与肿瘤之间的高度相关性,使之成为目前抗肿瘤对策的研究热点。

Greider和Blackburn提出了两种对策：① 利用反义寡核苷酸取代四膜虫端粒酶模板区,从而阻断端粒酶活性；② 使端粒酶DNA发生实变,实变型端粒酶与野生型端粒酶竞争端粒酶蛋白,导致合成错误的端粒序列,使端粒失去功能,诱导细胞死亡。

针对以上对策目前有三种思路和方法。

1. 阻断端粒酶RNA的模板作用对端粒酶活性的抑制

（1）反义核苷酸、反义肽苷酸及硫代反义核苷酸

端粒酶RNA序列中含有与端粒DNA序列互补的模板序列,针对该模板序列设计的反义核苷酸可抑制端粒酶合成端粒序列。

如PS-ODN硫代反义核苷酸。不仅能有效抑制细胞提取物中端粒酶的活性,并能抑制淋巴瘤生长,延长肿瘤倍增时间,诱导细胞凋亡,人类肿瘤移植模型实验中显示肿瘤体积缩小,转移结节数减少。

（2）核酶对端粒酶抑制

核酶是具有特殊核酸内切酶活性的小分子RNA。具有特异性切割端粒酶RNA的hTR模板区序列的功能,该酶有望成为广谱、低毒、高效的抗癌新药。

2. 核苷类似物对端粒酶活性的抑制

核苷是合成端粒DNA的特殊逆转录酶。利用一些已知的递转录酶抑制剂,核苷类似物能导致四膜虫端粒序列快速缩短。细胞退出细胞周期后,无论是发生凋亡还是衰老,都是进入最终死亡的不可逆过程。

Yegorov实验中,核苷类似物诱导鼠胚成纤维细胞自发地转化形成无端粒酶活性的克隆细胞,永生化的鼠纤维母细胞进入类似衰老的过程。此过程是可逆的,去除核苷类似物以后,细胞仍能进行分裂,推测其作用是抑制端粒酶活性。其机制是：① 底物抑制作用。核苷

类似物与端粒酶活性位点结合,形成失活性端粒酶-核苷复合物;② 掺入端粒DNA中,形成不稳定的DNA-端粒酶RNA复合物,或用构象改变使合成中的端粒DNA从端粒酶中解离;③ 阻止二级结构形成,导致端粒合成受阻。

3. 细胞分化诱导剂对端粒酶抑制

正常人干细胞分化,端粒酶活性受到抑制。

通过诱导永生化的肿瘤细胞的分化可抑制其端粒酶的活性。Shama 用细胞分化剂视黄酸和维生素D₃,分别诱导人早幼粒白血病HL-60细胞分化为成熟的粒细胞和单核细胞,端粒酶活性明显被抑制,细胞停滞于G1期。

用丁酸纳诱导人红白血病细胞K562分化,可得同样结果。并发现端粒酶抑制程度与细胞分化程度相关。推测细胞分化过程中,可能伴随着编码端粒酶蛋白或RNA组分基因的转录抑制。

通过抑制肿瘤细胞端粒酶活性来治疗肿瘤还存在一些问题:① 少数肿瘤细胞端粒较长,此时的抑制剂尚不能较快产生疗效;② 人体正常细胞,如生殖细胞、造血细胞也有端粒酶活性,临床应用端粒酶抑制剂时,必须对生殖细胞、造血细胞可能会出现的损害有预计和防范。

四、肿瘤免疫治疗对策

在机体对肿瘤形成的影响因素中,免疫因素尤其重要,穿插在肿瘤形成的各个阶段。即便是在肿瘤形成的后期阶段,如肿瘤细胞游走在血循环中,仍能被宿主的单核巨噬细胞和NK细胞歼灭。在肿瘤生长过程中,机体在接收到危险信号的时候,都有不同程度的免疫功能激活,机体的免疫细胞可以直接攻击和杀灭肿瘤细胞。除了NK细胞,为了持续有效地对抗肿瘤,起识别作用的细胞免疫功能便建立起来,其中起最重要作用的是细胞毒性T细胞(cytotoxic T lymphocyte,CTL)。此外,机体的体液免疫功能也起辅助的作用。

机体抗肿瘤的免疫效应机制是以细胞免疫为主,包括CTL、NK细胞和吞噬细胞;体液免疫为辅,激活补体,介导NK细胞参加的抗体介导的ADCC。机体在抗肿瘤生长过程中,建立肿瘤-免疫循环。

肿瘤-免疫循环的环节主要有:① 肿瘤抗原释放;② 肿瘤抗原呈递;③ 肿瘤抗原呈递后使T细胞致敏;④ T细胞向肿瘤组织迁移和浸润;⑤ T细胞识别与杀灭(细胞毒作用)肿瘤细胞。

上述这些环节任何节点出现异常均可以导致抗肿瘤-免疫循环失效,出现免疫逃避。不同肿瘤可以通过不同环节的异常抑制免疫系统对肿瘤细胞的有效识别和杀伤,从而产生免疫耐受,促进肿瘤的发生、发展。肿瘤的免疫逃避机制有:① 肿瘤在生长过程中,为了逃避宿主免疫细胞杀伤作用(附加突变实现演进),使肿瘤细胞的抗原表达丧失或减少来逃避CTL的攻击;② 肿瘤产物抑制免疫反应:如肿瘤生长因子 β（TGF-β）等。

基于免疫反应机制,肿瘤免疫治疗的策略有:① 对付肿瘤的免疫逃避,重启并维持肿瘤-免疫循环,恢复机体正常的抗肿瘤免疫反应,从而控制与清除肿瘤;② 增强机体抗肿瘤免疫反应效能,包括对肿瘤细胞的特异性免疫反应和非特异性免疫反应;③ 利用抗原抗体结合的免疫反应原理,用治疗性抗体阻断细胞因子(如生长因子和生长因子受体)的作用。

广义的肿瘤免疫治疗包含以上三种策略,而狭义的肿瘤免疫治疗是通过机体的免疫反应来杀灭肿瘤细胞,包含上述①、② 两种策略。通常的肿瘤免疫治疗就是通过恢复和增强机体的免疫反应来治疗肿瘤。

1. 恢复T细胞识别和杀灭肿瘤细胞功能的策略和方法

(1) PD-1/PD-L1抑制剂

PD-1即程序性细胞死亡蛋白1(programmed cell death protein 1, PD-1),其有两个配体,即细胞程序性死亡配体-1(programmed death ligand 1, PD-L1)和PD-L2。

PD-1与PD-L1的结合介导T细胞活化的共抑制信号,抑制T细胞的识别和杀伤功能,要恢复T细胞对肿瘤细胞的识别和杀伤功能就是要阻断PD-1和PD-L1的结合。利用抗PD-1/PD-L1单克隆抗体作为抑制剂。

PD-1/PD-L1抑制剂是一种抗体形式。是以PD-1/PD-L1为靶点的单克隆抗体,与该靶点特异结合后,占据了功能位点从而起到抑制其活性的作用。

PD-L1在肿瘤组织高表达,还可调节肿瘤浸润CD8$^+$T细胞的功能。PD-1/PD-L1抑制剂能够特异性地和肿瘤细胞上的PD-L1结合来抑制其表达,使功能受抑制的T细胞恢复对肿瘤细胞的识别功能,从而通过自身免疫系统达到抗癌作用。

(2) CTLA-4抑制剂

细胞毒性T淋巴细胞抗原4(cytotoxic T-lymphocyte antigen 4, CTLA-4)是表达于活化的T细胞表面的一种跨膜蛋白。CTLA-4作用于免疫反应的启动阶段,能够抑制T细胞免疫应答的启动,使活化的T细胞减少并阻止记忆性T细胞的生成。而肿瘤细胞就能够激活CTLA-4,使活化的T细胞失去活性,从而实现肿瘤自身的免疫逃逸(immune escape)。应对CTLA导致的肿瘤自身免疫逃逸就是利用CTLA-4抑制剂阻断其活性。

这种分子靶点的抑制剂通常就是利用抗体和抗原特异性结合的原理,针对CTLA4蛋白制备特异性单克隆抗体。抗CTLA-4单克隆抗体与CTLA-4特异结合后占据了功能位点从而阻断其活性。阻断CTLA-4后能够恢复T细胞的活性并延长记忆性T细胞的存活时间,从而恢复身体对肿瘤细胞的免疫功能,提高肿瘤的控制率。

2. 增强细胞免疫功能对抗肿瘤的策略——细胞治疗

机体抗肿瘤免疫机制中,最重要的是细胞免疫,因此增强细胞免疫功能是对抗肿瘤生长的重要对策。在自然情况下,人体内可以识别肿瘤细胞的T细胞数目非常少,不到十万分之一。因此,人为主动干预来增强机体细胞免疫的活性治疗肿瘤,是一种有效的方法,这就是细胞治疗。

细胞治疗又称为细胞过继免疫治疗(adoptive T cell transfer, ACT),是通过外界修饰让普通T细胞成为能够识别肿瘤细胞的T细胞,从而引发对肿瘤细胞的免疫作用。

过继性细胞免疫治疗包括细胞免疫反应机制中参与的各种免疫细胞,包括:① 自体淋巴因子激活的杀伤细胞(lymphokine-activated Killer, LAK); ② 肿瘤浸润性淋巴细胞(tumor infil-trating lymphocytes, TIL); ③ 自然杀伤细胞(natural killer cell, NK); ④ 细胞因子诱导的杀伤细胞(cytokine-induced killer, CIK); ⑤ 细胞毒性 T 细胞(cytotoxic T lymphocyte, CTL); ⑥ 经基因修饰改造的 T 细胞(CAR-T、TCR-T)等。

(1)肿瘤浸润性淋巴细胞

TIL 是从肿瘤部位分离出的淋巴细胞,在体外经 IL-2 等细胞因子扩增后产生,其表型以 CD4$^+$T 细胞和 CD8$^+$T 细胞为主,具有一定的肿瘤特异性。

(2)自然杀伤细胞

NK 细胞属于先天免疫系统,与 T 细胞不同,在发挥抗肿瘤效应前,不需要肿瘤特异性识别或者克隆扩增。NK 细胞抗肿瘤效益受细胞表面上大量受体的控制。

(3)细胞因子诱导的杀伤细胞

CIK 是外周血单个核细胞经抗 CD3 单克隆抗体,以及 IL-2、IFN-y、和 IL-1α 等细胞因子体外诱导分化获得的 NK 样 T 细胞,呈 CD3、CD56 表型,有 T 淋巴细胞抗肿瘤活性。

(4)细胞毒性 T 细胞

CTL 是机体特异性抗肿瘤免疫的主要效应细胞。可用调变修饰后的肿瘤细胞与效应细胞共培养,诱导得到高活性的 CTL,并分离 CTL 细胞用于临床治疗。

(5)CAR-T 细胞治疗方法

从患者自身血液收集 T 细胞,收集之后对 T 细胞进行基因工程处理,从而在其表面表达能够识别特异性肿瘤抗原的特殊受体,这种受体被称为嵌合抗原受体(chimeric antigen receptor, CAR)。CAR 作为一种蛋白质受体,可使 T 细胞识别肿瘤细胞,并结合肿瘤抗原,进而攻击肿瘤细胞。

这种表达 CAR 的 T 细胞被称为 CAR-T。经过设计的 CAR-T 细胞可在实验室培养生长,当其数量达到数十亿后注入到患者体内,注入之后的 T 细胞也会在患者体内增殖,并杀死具有相应特异性抗原的肿瘤细胞。CAR-T 细胞治疗已在临床试验中显示出良好的靶向性、杀伤性和持久性。

(6)TCR-T 细胞治疗方法

TCR-T 细胞治疗方法同 CAR-T 细胞治疗方法一样,也是通过基因改造的手段提高 T 细胞受体对特异性癌症细胞抗原的识别能力和进攻能力。TCR-T 是通过将患者 TIL 改造从而提高识别和杀伤肿瘤细胞的作用。

3. 体液免疫介导的抗肿瘤对策

在机体抗肿瘤的免疫反应中,体液免疫不是主要的,但可以起到重要的辅助作用。单一的体液免疫反应作用不大,可以通过体液免疫反应参与介导的细胞毒反应,在抗肿瘤中,同样可以作为重要的对策。

体液免疫和细胞免疫共同参与形成能够摧毁肿瘤细胞的抗体,通过 II 型变态反应机制来杀伤肿瘤细胞,包括ADCC、补体依赖的细胞毒性作用(complement-dependent cytotoxity,CDC)。

4.癌症疫苗

癌症疫苗是指将肿瘤抗原以多种形式,如肿瘤细胞、肿瘤相关蛋白或多肽、表达肿瘤抗原的基因等导入患者体内,克服肿瘤引起的免疫抑制状态,激活患者自身的免疫系统,从而控制或清除肿瘤的治疗方法。癌症疫苗主要是预防性疫苗,如宫颈癌疫苗,能够有效预防某些致癌型HPV相关的宫颈疾病。

5.免疫系统调节剂

免疫系统调节剂(immune system modulators),通常被称为主动非特异性免疫治疗(active nonspecific immunotherapy)。其对抗肿瘤的策略就是通过对免疫反应非特异性的刺激与激活,增强机体非特异性免疫反应来抵抗肿瘤生长。这种激活机体免疫反应的作用有点盲目性,所以其免疫系统调节剂单药的有效率只有10%左右,在对肿瘤的治疗中,只能作为综合治疗中的一个方面。

早在1892年,William Coley就使用链球菌培养物来治疗肉瘤,其思路就是通过病原微生物刺激机体免疫系统功能,使免疫反应能力增强来抵抗肿瘤。最近有学者应用疟疾来治疗肿瘤,其实也是利用了疟原虫刺激机体的非特异性免疫反应的作用来对抗肿瘤。

免疫系统调节剂包括细胞因子,如白细胞介素(IL-2)与干扰素(INF)等、免疫佐剂(卡介苗)及短肽(胸腺法新)等。

为了提高疗效,联合非特异性和特异性免疫治疗,也就是将不同的免疫系统调节剂联合使用是一种有益的策略。

6.调节肿瘤微环境中的免疫抑制分子

在肿瘤的异质性表现和实现演进的过程中,肿瘤微环境中有许多免疫抑制分子,一些小分子抑制剂通过调节这些抑制分子的作用,进而改善肿瘤免疫微环境。这种免疫治疗也是一种抵抗肿瘤的策略。

吲哚胺-(2,3)-双加氧酶(indoleamine 2,3-dioxygenase,IDO),在肿瘤中表达的IDO介导了肿瘤的免疫逃逸。抗原提呈细胞如巨噬细胞、树突状细胞上的IDO均可通过抑制T细胞增殖来诱导T细胞对肿瘤抗原的免疫耐受。

第四节　肿瘤细胞发生环节的肿瘤治疗对策

在肿瘤的病因学中,肿瘤的发生与环境因素密切相关,80%的肿瘤与环境因素有关,肿瘤被认为是环境性的疾病。这些环境致癌因素导致体细胞基因突变,即癌基因与抑癌基因的突变,导致调控细胞增生、分化的癌基因与肿瘤抑癌基因的平衡失调,引起细胞的异常增生而发生肿瘤。因此肿瘤又被称为"基因病"。

一、策略和方法

在肿瘤细胞发生环节，针对肿瘤治疗的策略着重于：① 基因损伤的修复；② 癌基因被激活后采取下调癌基因活性；③ 肿瘤抑癌基因失活后重新导入相应抑癌基因；④ 控制程序性细胞死亡（凋亡）致死基因与存活基因失衡的重新调控等。

1. 基因修正

基因修正（gene correction）又称基因矫正。即将缺陷基因的异常序列进行矫正，对缺陷基因进行精确的原位修复，不涉及基因组的其他任何改变。

2. 基因置换

基因置换（gene replacement）指用正常基因通过同源重组（homologous recombination）技术，原位替换致病基因，使细胞内的DNA恢复正常状态。

3. 基因增补

基因增补（gene augmentation），又称基因增强，指把正常基因导入体细胞，通过基因的非定点整合使其表达，以补偿缺陷基因的功能，或使原有基因的功能得到增强，但致病基因本身并未除去。

4. 基因失活

基因失活（gene inactivation）是指将特定的反义核酸（反义RNA、反义DNA）和核酶导入细胞，在转录和翻译水平阻断某些基因的异常表达，从而实现治疗目的。

在基因置换和基因增补中的基因转移方法可分为两大类：病毒方法和非病毒方法。

基因转移的病毒方法中，RNA和DNA病毒都可用为基因转移的载体。常用的有反转录病毒载体和腺病毒载体。转移的基本过程是将目的基因重组到病毒基因组中，然后用重组病毒感染宿主细胞，使目的基因整合到宿主基因组内。

非病毒方法有磷酸钙沉淀法、脂质体转染法、显微注射法等。

二、实验探索

1. 导入抑癌基因

Huang（1988）等利用RB-cDNA对成骨瘤细胞株的转染，观察到外源*RB*基因使肿瘤细胞株生物学特性向良性化方向转化。

王冬梅（1997）为验证抑癌基因*RB*的抑癌作用及进一步探讨其抑癌机制，用带有人的*RB*基因cDNA的真核细胞表达质粒转染小鼠乳腺上皮恶性转化细胞系llA1，得到4个稳定的逆转细胞系llA1-R1 ～ llA1-R4。逆转细胞在形态、核质比例上接近正常细胞，在琼脂表面生长能力下降，裸鼠体内致瘤力下降。RT-PCR及Northern杂交结果显示逆转细胞中*RB*基因表达增高，*c-myc*基因表达水平下降。

重新导入*P16*，抑癌基因*P16*其对细胞周期G_1期有特异性调节作用。*P16*与细胞周期素

D（cyclin D）竞争CDK4、CDK6，抑制它们的活性，使*RB*保持持续去磷酸化高活性，从而阻止肿瘤细胞由G1期进入S期，直接抑制细胞增殖。当*P16*基因发生异常改变时，导致细胞增殖失控从而发生癌变。当抑癌基因*P16*功能灭活，重新导入*P16*，恢复*P16*功能。

重组人*P53*腺病毒基因药物经皮瘤内注射已经进入临床使用。

2. 下调癌基因活性

Koizumi等（1992）用针对*c-Ha-ras*癌基因的核酶切割突变株，使恶变细胞恶性程度下降。

毕峰，张学庸，樊代明（1999）等用针对c-erbB-2特异性核酶RZ合成*RZ1*基因来介导转染胃癌细胞SGC-7091。结果是SGC-7091-RZ1的蛋白产物P185的表达抑制率达62.7%，肿瘤生长速度被抑制55%，胃癌细胞大量死亡。在裸鼠体内成瘤时间明显延迟，成瘤体积小于对照组。

3. 调整凋亡调节基因

调整凋亡调节基因如*Bcl-2*、*bax*、*P53*阻断抑制肿瘤细胞凋亡的癌基因，启动诱导肿瘤细胞凋亡的抑癌基因。

（1）Wtp53

Soddu S等向缺乏*P53*的白血病细胞系HL-60中导入Wtp53，导致HL-60细胞系向终末粒细胞系分化，利于细胞凋亡。

Toshiyoshi将Wtp53导入肺癌细胞株，癌细胞凋亡增加。

（2）体外转染反义*Bcl-2*，下调*Bcl-2*活性和表达水平

*Bcl-2*可能通过阻止受伤的DNA转录出对细胞凋亡相关基因激活作用的信号或者阻止基因相关产物的作用。

因此，通过下调*Bcl-2*基因的表达，就可以促进各种因素引起DNA损伤的细胞凋亡。实验表明，下调*Bcl-2*活性和表达水平可诱导急性粒细胞白血病细胞凋亡，增强化疗效应。

后 记

　　本书主要论述的是恶性肿瘤的发病。因此，在肿瘤概述章节中，在肿瘤的分类方面，并没有例举所有的良恶性肿瘤，主要例举了恶性肿瘤，在恶性肿瘤中也只例举了主要的癌与肉瘤。

　　随着科学研究的进步，关于肿瘤发生的研究也会不断地发展，并迎来新的突破。本书的内容也会被发现存在不足和纰漏，欢迎读者批判和指正。

　　本书中关于肿瘤发病环节与肿瘤防治策略的章节中提到的是肿瘤治疗的策略，有的已经作为临床治疗方法而实施；有的则是一种思路和设想，可以作为研究的一种思路，希望研究者去进一步探索，使其成为肿瘤治疗的新方法。我坚信，随着科技的进步，以及各位研究者的不懈努力，肿瘤治疗这一难题终究会被攻克。

宋伯根

2023 年 9 月

主要参考书目

1. 陈杰,李甘地.病理学[M].2版.北京:人民卫生出版社,2010.

2. 步宏,李一雷.病理学[M].9版.北京:人民卫生出版社,2018.

3. 汤钊猷.现代肿瘤学[M].3版.上海:复旦大学出版社,2011.

4. 成军.现代肿瘤基因分子生物学[M].2版.北京:科学出版社,2014.

5. 郑杰.肿瘤的细胞和分子生物学[M].上海:上海科学技术出版社,2011.